CB051403

PSICOLOGIA E DOR
o que você deve saber

PSICOLOGIA E DOR
o que você deve saber

Organizadores

Dirce Maria Navas Perissinotti

Jamir Sardá Júnior

Coeditores

Diretoria da SBED gestão 2018-2019
Dirce Maria Navas Perissinotti
José Oswaldo de Oliveira Júnior
Juliana Barcellos de Souza
Paulo Renato Barreiro da Fonseca
Eduardo Grossmann

2019

 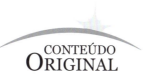 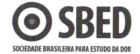

PSICOLOGIA E DOR – O QUE VOCÊ DEVE SABER
Dirce Maria Navas Perissinotti e Jamir Sardá Júnior

Produção editorial: Triall Editorial Ltda
Revisão: Equipe Editora dos Editores
Revisão Referências: Helena Teixeira
Diagramação: Triall Editorial Ltda.
Capa: Triall Editorial Ltda

Impresso no Brasil
Printed in Brazil
1ª impressão – 2019

© 2019 Editora dos Editores

Todos os direitos reservados. Nenhuma parte deste livro poderá ser reproduzida, sejam quais forem os meios empregados, sem a permissão, por escrito, das editoras. Aos infratores aplicam-se as sanções previstas nos artigos 102, 104, 106 e 107 da Lei nº 9.610, de 19 de fevereiro de 1998.

ISBN: 978-85-85162-23-8

Editora dos Editores
São Paulo: Rua Marquês de Itu, 408 - sala 104 – Centro.
(11) 2538-3117
Rio de Janeiro: Rua Visconde de Pirajá, 547 - sala 1121 – Ipanema.
www.editoradoseditores.com.br

Este livro foi criteriosamente selecionado e aprovado por um Editor científico da área em que se inclui. A Editora dos Editores assume o compromisso de delegar a decisão da publicação de seus livros a professores e formadores de opinião com notório saber em suas respectivas áreas de atuação profissional e acadêmica, sem a interferência de seus controladores e gestores, cujo objetivo é lhe entregar o melhor conteúdo para sua formação e atualização profissional.
Desejamos-lhe uma boa leitura!

Dados Internacionais de Catalogação na Publicação (CIP)
Angélica Ilacqua CRB-8/7057

Psicologia e dor : o que você deve saber / organizado por Dirce Maria Navas Perissinotti, Jamir Sardá Júnior. -- São Paulo : Editora dos Editores, 2019.
208 p.

Bibliografia
ISBN 978-85-85162-23-8

1. Dor 2. Dor - Aspectos psicológicos I. Perissinotti, Dirce Maria Navas II. Sardá Júnior, Jamir

CDD 152.1824

19-1080

Índices para catálogo sistemático:
1. Dor - Aspectos psicológicos

"Herdamos de nossos antepassados o desejo agudo pela unificação do conhecimento. Mas o crescimento, tanto em abrangência quanto em profundidade, das diferentes áreas do conhecimento nos últimos cem anos nos levou a um estranho dilema. Sentimos claramente que estamos apenas agora começando a adquirir material confiável para soldar todas as partes num todo único; mas, por outro lado, tornou-se quase impossível para uma única mente comandar mais que uma pequena parte especializada desse conhecimento.

Não vejo outra saída para esse dilema (sob o risco de nosso verdadeiro objetivo ser perdido para sempre) além de alguns de nós nos aventurar-mos a embarcar numa síntese de fatos e de teorias, ainda que munidos de conhecimento incompleto e de segunda mão sobre alguns deles, e sob o risco de parecermos tolos.

E já é muito para minhas desculpas.

As dificuldades da linguagem não são negligenciáveis. Para cada um; a língua materna é uma roupa ajustada e ninguém se sente à vontade quando ela não está disponível e tem de ser substituída por outra."

(Ewin Schrödinger, 1992)

Agradecimentos

Sem dúvida, o grande "facilitador" durante todo o transcurso deste livro foi a equipe experiente em atividade clínica e pesquisa que o escreveu. Agradecemos a preciosa colaboração.

Aos apoiadores da SBED, à Diretoria, atual e pregressas, que, considerando a dor como multidimensional, possibilitaram a criação de uma sociedade que acolhe todos os interessados no estudo da dor, agregando conhecimento inestimável genuinamente brasileiro ao panorama mundial.

Aos colegas psicólogos que trabalham com dor, nossos agradecimentos pelo investimento e por nos incentivar a progredir no caminho. Muitas teses e dissertações de excelente qualidade científica no país foram e vêm sendo desenvolvidas, o que merece nossa profunda consideração.

Aos pacientes – aqueles mais pacientes e aos nem tanto –, nosso profundo agradecimento, pois são fonte de inspiração e norte de nosso trabalho.

Antecipadamente, agradecemos aos leitores, conforme a citação de Erwin Schrödinger, como "as dificuldades da linguagem não são negligenciáveis", tentamos tornar o "psicologuês" mais palatável, objetivando que todos venham se sentir um pouco "mais à vontade diante de uma linguagem" não tão habitual.

Aos nossos familiares, nosso agradecimento por sua compreensão.

Os autores

Sobre os editores

Dirce Maria Navas Perissinotti

- Psicóloga.
- Pós-doutorado pelo Departamento de Psiquiatria da Escola Paulista de Medicina da Universidade Federal de São Paulo (EPM-UNIFESP).
- Doutora e Mestre em Ciências pelo Departamento de Neurologia da Faculdade de Medicina da Universidade de São Paulo (FMUSP).
- Especialista em Psicoterapias e Psicanálise, Avaliação e Reabilitação Neuropsicológica.
- Diretora Administrativa da Sociedade Brasileira para o Estudo da Dor (SBED).

Jamir Sardá Júnior

- Psicólogo.
- Especialização em Gestalt Terapia. MSc em Psicologia.
- Phd em Medicina pela Universidade de Sydney, Austrália.
- Professor da Universidade do Vale do Rio Doce (Univali).
- Psicólogo da Espaço da ATM.

Sobre os coeditores

Diretoria da SBED gestão 2018-2019

Dirce Maria Navas Perissinotti

Pós-doutorado pelo Departamento de Psiquiatria da Escola Paulista de Medicina da Universidade Federal de São Paulo (EPM-UNIFESP). Doutora e Mestre em Ciências pelo Departamento de Neurologia da Faculdade de Medicina da Universidade de São Paulo (FMUSP). Especialista em Psicoterapias e Psicanálise, Avaliação e Reabilitação Neuropsicológica. Diretora Administrativa da Sociedade Brasileira para o Estudo da Dor (SBED).

José Oswaldo de Oliveira Júnior

Médico pela Faculdade de Medicina da Universidade de São Paulo (FMUSP). Neurocirurgião Sociedade Brasileira de Neurocirurgia/Associação Médica Brasileira (SBN/AMB). Doutorado pela FMUSP. Docente Titular pela Disciplina de Dor Oncológica da Escola de Cancerologia FAP. Diretor da Central da Dor e Estereotaxia do A C Camargo Cancer Center. Vice-Presidente atual e Presidente Eleito da Sociedade Brasileira de Estereotaxia e Neurocirurgia Funcional (SBENF). Presidente da Comissão de Certificação de Área de Atuação em DOR da Associação Médica Brasileira (AMB). Diretor Científico da Sociedade Brasileira Para o Estudo da Dor (SBED).

Juliana Barcellos de Souza

Mestre em Ciências do Movimento Humano (UDESC). Doutorado em Ciências Clínicas pela Université de Sherbrooke, Canadá. Pós-doutorado em Saúde Comunitária pela Université de Sherbrooke, Canadá). Pós-doutorado em Saúde Coletiva – Epidemiologia Universidade Federal de São Carlos (UFSC). Membro da Câmara Técnica em Dor do Crefito 10. Fisioterapeuta na Clínica Educa a Dor – Florianópolis (SC). Diretora Tesoureira da Sociedade Brasileira para o Estudo da Dor (SBED).

Paulo Renato Barreiro da Fonseca

Médico Anestesiologista com área de atuação em Dor. Ex-Professor de Anestesiologia da Universidade Federal do Estado do Rio de Janeiro (UNIRIO). Vice-Presidente da Sociedade Brasileira Para o Estudo da Dor (SBED).

Eduardo Grossmann

Presidente da Sociedade Brasileira para o Estudo da Dor (SBED). Professor Titular da Disciplina de Dor Craniofacial aplicada à Odontologia, da Universidade Federal do Rio Grande do Sul (UFRGS).

Sobre os autores

Dirce Maria Navas Perissinotti

Psicóloga. Pós-doutorado pelo Departamento de Psiquiatria da Escola Paulista de Medicina da Universidade Federal de São Paulo (EPM-UNIFESP). Doutora e Mestre em Ciências pelo Departamento de Neurologia da Faculdade de Medicina da Universidade de São Paulo (FMUSP). Especialista em Psicoterapias e Psicanálise, Avaliação e Reabilitação Neuropsicológica. Diretora Administrativa da Sociedade Brasileira para o Estudo da Dor (SBED).

Jamir Sardá Júnior

Psicólogo. Especialização em Gestalt Terapia. MSc em Psicologia. Phd em Medicina pela Universidade de Sydney, Austrália. Professor da Universidade do Vale do Rio Doce (Univali). Psicólogo da Espaço da ATM.

José Aparecido da Silva

Psicólogo, Mestre e Doutor em Psicologia pelo Instituto de Psicologia da Universidade de São Paulo (USP). Pesquisador-associado do Departamento de Psicologia da Universidade da Califórnia, Santa Bárbara, USA. Professor Titular Sênior do Departamento de Psicologia e Educação da Faculdade de Filosofia, Ciências e Letras de Ribeirão Preto da Universidade de São Paulo (FFCLRP-USP). Ex-coordenador Científico da Área de Psicologia no Conselho Nacional de Desenvolvimento Científico e Tecnológico (CNPq). Prefeito do Campus Administrativo da USP de Ribeirão Preto. Atualmente é Professor Visitante da Universidade Federal de Juíz de Fora (UFJF-MG), com o atributo de internacionalizar o Programa de Pós-graduação em Psicologia da referida Instituição.

Juliana Barcellos de Souza

Fisioterapeuta, Mestre em Ciências do Movimento Humano da Universidade do Estado de Santa Catarina (UDESC). Doutorado em Ciências Clínicas pela Université de Sherbrooke, Canadá. Pós-doutorado em Saúde Comunitária pela Université de Sherbrooke, Canadá. Pós-doutorado em Saúde Coletiva – Epidemiologia pela Universidade Federal de São Carlos (UFSC). Membro da Câmara Técnica em Dor do Crefito 10. Fisioterapeuta na Clínica Educa a Dor, Florianópolis (SC). Diretora Tesoureira da Sociedade Brasileira Para o Estudo da Dor (SBED).

Apresentação

Há anos trabalhando com o tema dor, um grupo de psicólogos se reuniu com a intenção de organizar um material cuja proposta fosse veicular o conhecimento de maneira informativa sobre a Psicologia e a dor, pois cada vez mais vem se confirmando que o manejo da dor mais pertinente é aquele que exige compreensão multimodal, multifatorial e interdisciplinar.

Comungando dos mesmos objetivos, a Sociedade Brasileira para o Estudo da Dor (SBED), preocupada com a limitada difusão do conhecimento sobre Psicologia e dor entre os psicólogos e demais profissionais de saúde que trabalham com o problema, e por acreditar na necessidade de ampliar a divulgação de conhecimento sobre a área, viabilizou a presente publicação.

A Associação Internacional para o Estudo da Dor (IASP, do inglês International Association for the Study of Pain), juntamente com seu capítulo brasileiro, a SBED, preconizou a adoção do princípio da visão biopsicossocial sobre a dor, apoiando a inserção de diferentes pontos de vista sobre o tema dor, além do biomédico.

Esta publicação pautou-se pelos princípios teóricos da Psicologia e suas relações com as ciências afins no campo da dor.

Temas sobre avaliação da dor, avaliação psicológica do paciente com dor, modelos de intervenções psicológicas em suas diferentes concepções, questões sobre adesão aos tratamentos e vulnerabilidades estão dispostos em redação com linguagem versátil e prática, mas com cuidado em manter os pressupostos técnicos teóricos.

A estratégia que nos pareceu mais adequada foi a apresentação de seu conteúdo por meio de perguntas seguidas de suas respostas, o que não apenas facilita a aquisição de seu conteúdo, como também torna o acesso mais ágil a tópicos específicos.

O livro traça elementos básicos do trabalho da Psicologia e suas contribuições para o universo da dor. Para tanto, os autores utilizaram teorias e técnicas consagradas no que tange aos aspectos clínicos e de pesquisa que possibilitam a divulgação de práticas psicológicas gerais e específicas em diferentes contextos.

O conteúdo foi organizado para compor um material útil a psicólogos, profissionais de saúde que trabalham na área de dor e demais interessados, assim como pacientes e leigos. E foi preparado com base na experiência dos autores, a fim de tornar a publicação informativa e útil para o ambiente clínico e de lançar ideias para novas iniciativas em pesquisa.

A edição selecionou temas pelos quais os autores são mais frequentemente convocados a opinar em discussões e que, portanto, parecem ser de maior interesse geral.

Os capítulos foram elaborados a partir de material inédito e compostos pelos acervos dos autores dispersos em inúmeros meios, visando a facilitar o acesso ao material.

Muitos colegas psicólogos brasileiros de reconhecido destaque na área da dor não puderam participar desta empreitada no momento, o que certamente enriqueceria muito mais a edição, mas aguardamos que essa iniciativa seja ampliada e que em uma próxima oportunidade possamos contar com os agora ausentes.

Ao final, na parte intitulada Anexos, o leitor terá acesso privilegiado a um protocolo de avaliação e intervenção psicológica em dor, criado e proposto pela Profa. Dra. Dirce Maria Navas Perissinotti.

A confecção e a publicação do referido protocolo teve como inspiração didática facilitar a visão em etapas estratégicas dos processos de avaliação e intervenção psicológica em pacientes que sofrem com dores, tanto agudas quanto crônicas, e ser aplicável em diversos ambientes de assistência.

O material deste livro certamente não se propõe a esgotar um campo tão vasto. Os autores estão cientes de que a perfeição, além de ilusória e inatingível, serve na prática como azimute, não para ser de fato atingido, mas para nortear o caminho na direção correta. A compreensão das possíveis limitações reforçou a dedicação dos autores em oferecer um instrumento de leitura que sirva como base para o estudo do que se deve saber sobre o tema Psicologia e dor.

Prof. Dr. José Oswaldo de Oliveira Júnior
Diretor Científico da SBED, gestão 2018-2019

Prefácio

Este não é um livro para psicólogos, e sim para profissionais que se dedicam a tratar a dor e pessoas que sentem dor, especialmente a crônica. Comecei a ler e não queria parar.

Leitura fácil, agradável, contagiante, fascinante, apaixonante, envolvente, magnética! Aprendi muito, pois o livro foi escrito de modo inteligente, absorvente, interessante e simpático, em forma de perguntas –aquelas que geralmente nos fazem e que, às vezes, titubeamos para responder.

Os assuntos foram escolhidos com muito cuidado para abranger os aspectos mais importantes do tratamento da dor, com títulos insinuantes e estimulantes que, ao mesmo tempo, provocam o leitor e o brindam com muito conhecimento. Capítulos esclarecedores sobre neurofisiologia, biologia e psicologia da dor; relação entre dor e processos de personalidade, afetivos e cognitivos; e avaliação psicológica do paciente com dor nos remetem a um mundo pouco conhecido para aqueles a que tratam, mas que não veem seus pacientes com o olhar do psicólogo. Os tratamentos psicológicos, as intervenções psicoeducativas, os tratamentos não psicológicos e não farmacológicos são abordados de modo magistral.

"Conhecer para não perecer de dor" é um tema tão desafiante quanto a dificuldade em obter a adesão ao tratamento e o envolvimento da psicologia em condições de dor e de vulnerabilidade.

Tudo isso porque os organizadores, os psicólogos renomados Dirce Maria Navas Perissinotti e Jamir Sardá Júnior, envolvidos e comprometidos com o tema, além de estudiosos dedicados e que há muito militam nessa seara, ajudando a mitigar as agruras da dor, escolheram os assuntos com muito carinho e os confiaram a competentes e experientes autores que conhecem profundamente os caminhos para o correto tratamento da dor.

Parabéns aos coordenadores e à nova editora, a Editora dos Editores, que nos brindam com este fabuloso livro: *Psicologia e dor – O que você deve saber.*

DR. IRIMAR DE PAULA POSSO

Sumário

Capítulo 1   **Dor | Cenário Geral** 1
Dirce Maria Navas Perissinotti

Capítulo 2   **Da Neurofisiologia à Psicologia da Dor | Confluências e Dissonâncias** 13
Dirce Maria Navas Perissinotti

Capítulo 3   **Da Biologia e da Mente – Caminhos Entrecruzados na Dor** 29
Dirce Maria Navas Perissinotti

     3.1   Aproximação Entre Psicologia, Biologia, Neurociências e Dor................................43

     3.2   A Dor Pode ser Psicológica? Isso Existe? 50

     3.3   Como os Processos de Personalidade, Afetivos e Cognitivos se Relacionam com a Dor? 56

     3.4   O Que é Saúde Mental? E o Que é Não Ter Doença Mental Especialmente Quando se Tem Dor? 67

Capítulo 4   **Avaliação da Dor e de Quem Tem Dor**...77
José Aparecido da Silva
Dirce Maria Navas Perissinotti
Jamir Sardá Júnior

     4.1   Avaliação Psicológica do Paciente com Dor | Quando, Como, Por que e Para quê?.......93
         Jamir Sardá Júnior
         Dirce Maria Navas Perissinotti

Capítulo 5   **Tratamentos Psicológicos e Dor | Diferentes Técnicas e Estratégias Clínicas e suas Aplicações: tratar o quê, para quê e como?** 105
Dirce Maria Navas Perissinotti
Jamir Sardá Júnior.

Capítulo 6   **Intervenções Psicoeducativas e sua Utilidade no Panorama do Tratamento da Dor** 127
Jamir Sardá Júnior.

Capítulo 7   **Tratamentos Não Psicológicos e Não Farmacológicos | Conhecer para não Perecer de Dor** 135
Juliana Barcellos de Souza
Dirce Maria Navas Perissinotti

Psicologia e Dor – O Que Você Deve Saber

Capítulo 8 **Adesão ao Tratamento** 151

Jamir Sardá Júnior

Capítulo 9 **Psicologia, Dor e condições de Vulnerabilidade** 163

Dirce Maria Navas Perissinotti

Capítulo 10 **Desfecho** 179

Dirce Maria Navas Perissinotti

capítulo 1

Dirce Maria Navas Perissinotti

Dor | Cenário Geral

POR QUE CONHECER A DOR?

A dor é a principal – e também a mais comum – razão pela qual os pacientes procuram um profissional de saúde. Ainda assim, é subtratada não apenas no Brasil, mas no mundo inteiro, pela crença de que se trata de uma condição natural e que faz parte da vida, compreendida como uma resposta corporal necessária.

A formação do profissional de saúde é insuficiente durante a graduação, o que faz com que muitos deles se sintam despreparados para gerenciar o problema complexo que é a dor, particularmente quando se faz necessário um tratamento mais abrangente.

PROFISSIONAIS DE SAÚDE ESTÃO APTOS A LIDAR COM A DOR?

Nem sempre. Mesmo profissionais de saúde competentes em suas áreas ainda precisam de melhor treinamento para o manejo da dor.

Por isso, o objetivo desta obra é auxiliá-los na melhor compreensão sobre dor e comportamento. Organizada de acordo com a experiência clínica dos autores e com base em publicações anteriores, evidências científicas e diretrizes internacional, proporciona aos profissionais de saúde uma ampla visão a respeito dos aspectos psicológicos associados aos quadros de dor.

Ainda hoje, no Brasil, diversos cursos de graduação em saúde não contemplam em suas grades curriculares carga horária destinada ao treinamento de futuros profissionais para o tratamento da dor. Nos cursos de Psicologia, particularmente, este tema não é previsto, o que pode aumentar o risco de o profissional cometer equívocos em sua atuação.

A DOR AFETA MUITAS PESSOAS?

A dor persistente é um problema global e que afeta milhões de pessoas, estando presente mesmo em países desenvolvidos e que apresentam melhores possibilidades de compreender sua fisiopatologia e efetuar seu tratamento. Infelizmente, os formuladores de políticas de saúde, assim como os administradores de sistemas de saúde, tanto públicos quanto privados, não são capazes de constatar o impacto causado pelo subtratamento da dor.

Entre os problemas de saúde que afetam a população mundial, a lombalgia e depressão são as queixa mais prevalentes, de acordo com o mapa de incapacidade para o trabalho (Figura 1.1).[1]

Lombalgia e depressão são temas diretamente relacionados à área da Psicologia e, por não receberem, no Brasil, a devida atenção quanto à divulgação em diversos meios, motivaram a elaboração desta obra.

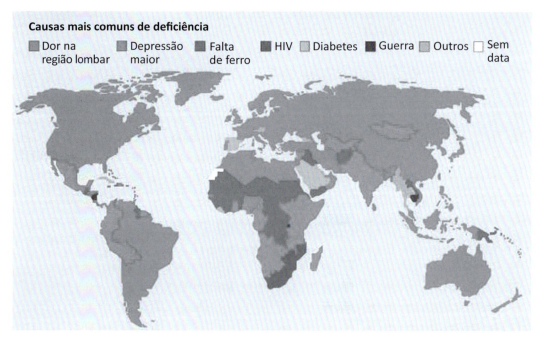

Figura 1.1 Mapa de incapacidade para o trabalho.
Fonte: Adaptada de Global Burden of Disease Study, 2015.[1]

Dor | Cenário Geral 3

OS SISTEMAS DE SAÚDE ESTÃO INVESTINDO ADEQUADAMENTE NO TRATAMENTO DA DOR?

Quando mal administrada, a dor é dispendiosa não apenas para os indivíduos afetados e suas famílias, mas também para governos e contribuintes.

O Instituto Nacional de Saúde dos Estados Unidos da América (EUA) calculou os gastos anuais com cuidados à dor persistente e registrou crescimento de US$ 560 bilhões para US$ 635 bilhões no ano de 2014 (Figura 1.2). Já com doenças cardiovasculares, os gastos registrados foram de cerca de US$ 309 bilhões e, com neoplasias, de US$ 243 bilhões (Figura 1.3).

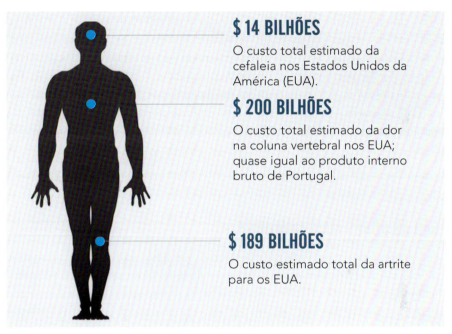

Figura 1.2 Custo anual estimado dos gastos com dor nos EUA.

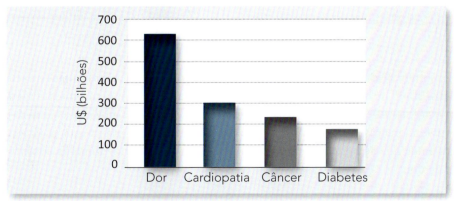

Figura 1.3 Comparação dos gastos anuais com dor e outras patologias.
Fonte: Adaptada de Holmes, 2016.[2]

Cabe ressaltar que, com o crescimento médio da expectativa de vida populacional, prevê-se também aumento de custos relacionados à dor.

A DOR TEM RELAÇÃO COM ESTADOS DE ÂNIMO, DEPRESSÃO E ANSIEDADE?

Um estudo europeu realizado em 2013[3] sugere que quanto maior a presença de dor na população, mais pessimista ela é. Há fortes evidências da estreita relação entre dor e quadros como depressão e ansiedade, mas isso não significa, necessariamente, que uma seja causa da outra. Além disso, é reconhecido que fatores psicológicos estão rigorosamente relacionados a presença de dor, mesmo quando aguda.

Em 2017, um estudo brasileiro[4] identificou que a prevalência de dor e dor crônica variou entre 52,6% e 31%, respectivamente, no estado de São Paulo. Articulações, costas e pescoço foram as localizações anatômicas mais frequentemente acometidas por dor crônica, sendo a intensidade média da pior dor de 7,7, avaliada por meio de uma escala analógica de 10 pontos. A média de dor foi de 5,5, com resposta média ao tratamento de 6,3. A duração média da dor foi de 16,1 dias/mês e 132 min/dia. A dor crônica, por sua vez, foi associada à presença de transtornos mentais nos últimos 12 meses, com importante presença de transtornos de ansiedade e de humor.

Assim, conclui-se que a prevalência de dor crônica em múltiplos locais na população adulta é alta e que sua associação com transtornos mentais é bastante frequente.

QUAIS SÃO AS DORES MAIS COMUNS?

Mundialmente, a dor moderada é a mais comum, e pode-se dizer que quase todos os pacientes já utilizaram ou utilizam medicações para aliviá-la. Contudo, o uso indiscriminado de determinadas medicações pode levar a consequências indesejadas a curto e longo prazo.

O estudo europeu[5] indica que 69% da população com 65 anos ou mais faz uso de pelo menos uma medicação nem sempre adequadamente prescrita e cujos efeitos adversos somam--se às condições da senescência, agravando os estados de saúde geral, além de se relacionarem a situações adversas que poderiam ser prevenidas se o panorama global da dor fosse mais bem manejado.

Pacientes com dor relatam maiores níveis de condições comorbidas em comparação àqueles que não sofrem de dor. Os sofredores tendem a utilizar mais os recursos de saúde e seus escores de saúde física e mental, bem como os níveis gerais de saúde, são notavelmente menores que os dos não sofredores, correlacionando-se também com idade e gravidade – é mais provável um indivíduo mais velho experimentar dor diariamente do que uma pessoa mais jovem. Vale reforçar ainda que a incidência de efeitos colaterais do tratamento aumenta conforme a gravidade da dor.

As comorbidades relacionadas à dor são muito adversas, porém o mais importante é que o fato de o indivíduo sofrer de dor acarreta inúmeros prejuízos pessoais, familiares e sociais.

A DOR É CONSIDERADA PROBLEMA DE SAÚDE PÚBLICA NO MUNDO. E NO BRASIL?

A epidemiologia da dor no mundo está mais bem conhecida do que no Brasil, que conta com poucos estudos até o momento. Em 2017, porém, a Sociedade Brasileira para o Estudo da Dor (SBED) publicou um levantamento[6] sobre o tema e chegou às conclusões apresentadas a seguir, nas Figuras 1.4 a 1.13.

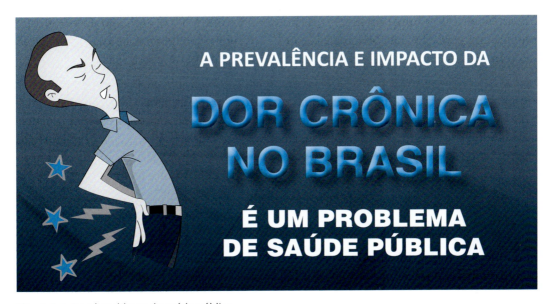

Figura 1.4 Dor é problema de saúde pública

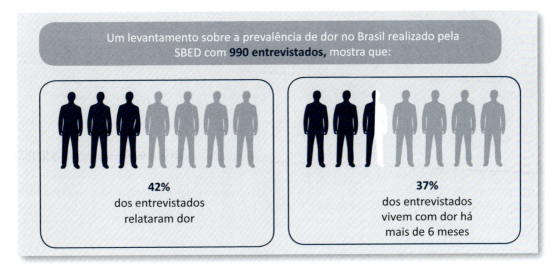

Figura 1.5 Porcentagem de dor na população brasileira estudada.

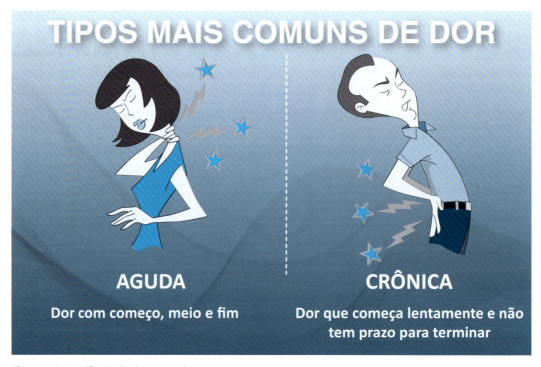

Figura 1.6 Incidência de dor em cada sexo.

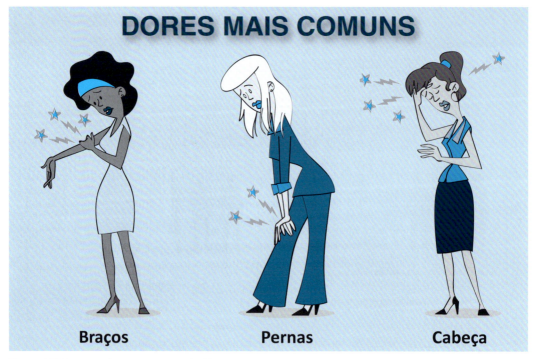

Figura 1.7 Dores mais comumente referidas.

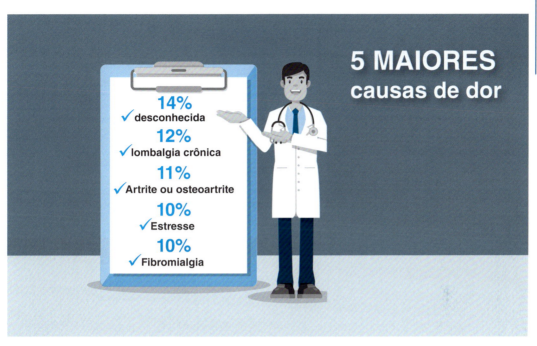

Figura 1.8 Causas das dores referidas.

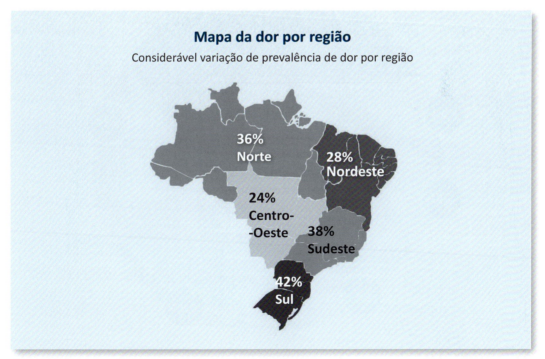

Figura 1.9 Presença de sintomas referidos em cada região.

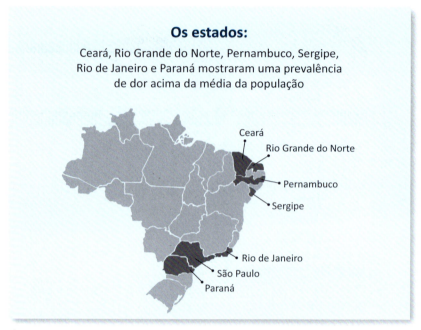

Figura 1.10 Prevalência de dor acima da média em alguns Estados.

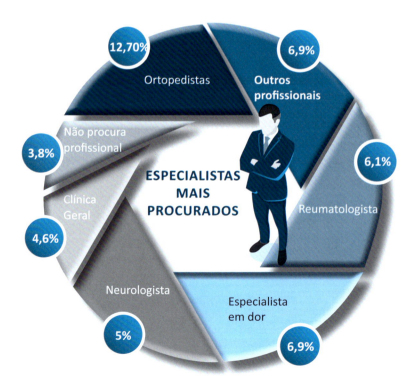

Figura 1.11 Tratamentos referidos pela população estudada.

Dor | Cenário Geral 9

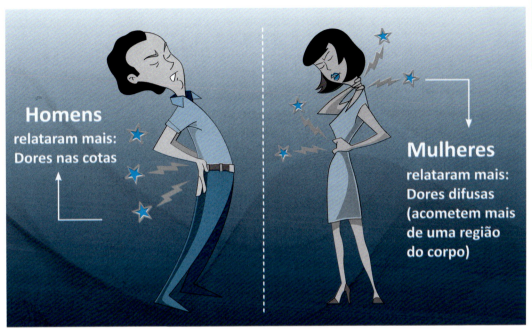

Figura 1.12 Dores referidas por cada sexo.

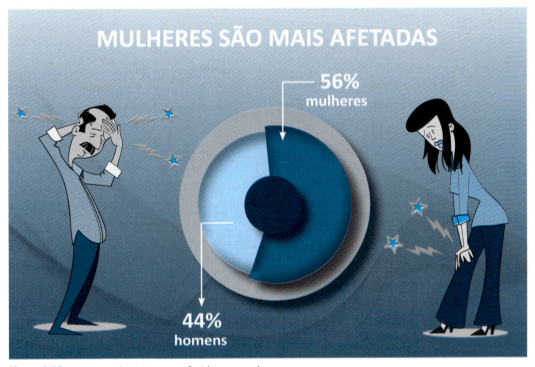

Figura 1.13 Presença de sintomas referidos por cada sexo.

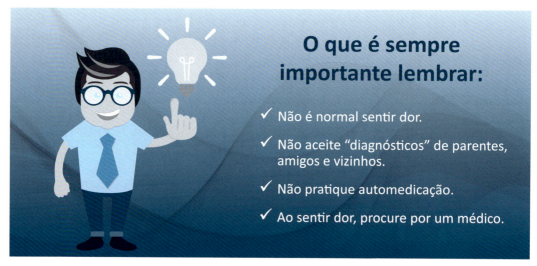

Figura 1.14 Alerta geral sobre dor e sintomas dolorosos.

CONSIDERAÇÕES FINAIS

A dor um tema particularmente interessante para aqueles que estudam Psicologia, sejam psicólogos ou não. Em virtude de sua grande prevalência, da associação com transtornos mentais e de seu grande impacto em diversas esferas, considerando ainda a escassa formação sobre o assunto, é importante fomentar a educação dos profissionais de saúde para a compreensão da dor, visando ao manejo adequado das diversas condições a ela relacionadas.

Assim, espera-se que este material forneça os subsídios necessários para ampliar o conhecimento dos profissionais de saúde, de modo que possam aprimorar sua prática clínica com pacientes que sofrem de dor.

REFERÊNCIAS BIBLIOGRÁFICAS

1. Global Burden of Disease Study. Global, regional, and national incidence, prevalence, and years lived with disability for 301 acute and chronic diseases and injuries in 188 countries, 1990-2013: a systematic analysis for the Global Burden of Disease Study 2013. Lancet. 2015;386(9995):473-800.
2. Holmes D. The pain drain. Nature. 2016;535:S2-S3.
3. Breivik H, Eisenberg E, O'Brien T. The individual and societal burden of chronic pain in Europe: the case for strategic prioritisation and action to improve knowledge and availability of appropriate care. BMC Public Health. 2013;13:1229.

4. Pereira FG, França MH, Paiva MCA, Andrade LH, Viana MC. Prevalence and clinical profile of chronic pain and its association with mental disorders. Rev Saude Publica. 2017;51:96.

5. Langley PC. The prevalence, correlates, and treatment of pain in the European Union. Current Medical Research and Opinion. 2011; 27: 463–480. doi:10.1185/03007995.201 0.542136

6. de Souza JB, Grossmann E, Perissinotti DMN, de Oliveira Junior JO, da Fonseca PRB, Posso IP. Prevalence of chronic pain, treatments, perception, and interference on life activities: Brazilian population-based survey. Pain Res Manag. 2017;2017:4643830.

SUGESTÕES DE LEITURA

Johannes CB, Le TK, Zhou X, Johnston JA, Dworkin RH. The prevalence of chronic pain in United States adults: results of an Internet-based survey. J Pain. 2010;11:1230-9.

World Health Organization. Scoping document for WHO treatment guidelines on non-malignant pain in adults. Adopted by WHO Steering Group on Pain Guidelines. Geneva: WHO; 2008.

World Health Organization. WHO normative guidelines on pain management. Report of a Delphi Study to determine the need for guidelines and to identify the number and topics of guidelines that should be developed by WHO. Geneva: WHO; 2007.

World Health Organization. WHO's pain ladder. Disponível em: http://www.who.int/cancer/ palliative/painladder/en/.

capítulo **2**

Dirce Maria Navas Perissinotti

Da Neurofisiologia à Psicologia da Dor | Confluências e Dissonâncias

Desvendar as interconexões entre a Psicologia e a dor, cujas relações nem sempre são evidentes, ainda é um desafio. Apesar dos diversos estudos, tanto para aqueles da área da Psicologia quanto para os que não são, ainda é difícil conseguir identificar seus pontos fundamentais, por mais que exista um corpo de conhecimento consistente.

POR QUE OS ASPECTOS PSICOLÓGICOS DEVEM SER ABORDADOS NO TRATAMENTO DA DOR?

A interconexão entre a Psicologia e a dor é um tema relevante que carece de maior divulgação. Embora o número de estudos que vêm sendo publicados seja significativo, o tema pode parecer árido para muitos que atuam na área e pouco acessível aos pacientes.

Comumente, quando se sugere a um paciente que procure a ajuda de um psicólogo para tratar sua dor, a primeira reação é: "Eu estou com dor, não estou louco!", ou "Meu médico acha que devo procurar um psicólogo. Só pode significar que ele acha que minha dor é coisa da minha cabeça", ou "Meu médico não acredita em mim. Acha que estou mentindo ou que estou ficando louco?".

A Psicologia e os psicólogos contribuem significativamente para a prevenção e o gerenciamento da dor. A implementação efetiva desse conhecimento, no entanto, depende de os psicólogos desenvolverem um nível de competência na área de dor – aguda ou crônica – que permita a identificação precoce, a avaliação e o emprego de intervenções psicológicas que busquem fornecer aos pacientes melhor qualidade de vida. Para tanto, devem ser especialistas, de modo que ajudem as pessoas a lidar com os pensamentos, sentimentos e comportamentos que acompanham a dor e possam desenvolver seu trabalho individualmente, em conjunto com suas famílias, em clínicas privadas independentes ou como parte de uma equipe de saúde em um ambiente clínico. Pacientes com dor crônica podem ser encaminhados a psicólogos por vários meios ou por diferentes profissionais de saúde.

Psicólogos colaboram com outros profissionais abordando os aspectos físicos, cognitivos, afetivo-emocionais e psicossociais da dor. E, além disso, devem estar preparados para se envolver com a questão, influenciando políticas e procedimentos no local de trabalho e de maneira mais ampla na comunidade, em vez de apenas atuarem no contexto clínico.

Com isso, diz-se que o psicólogo, ao se dedicar ao trabalho com dor, desenvolve sua atividade em diferentes campos da área, como a Psicologia Clínica, a Psicologia Hospitalar, a Psicologia Educacional, a Neuropsicologia, a Psicologia da Saúde, a Psicologia do Esporte, a Psicomotricidade, a Psicologia Social, a Psicologia Organizacional e do Trabalho e a Psicologia Jurídica, entre outras.

QUAIS SÃO OS PRINCÍPIOS PARA A PSICOLOGIA TRABALHAR COM PACIENTES COM DOR?

A Psicologia considera que a dor traz efeitos por interromper, interferir e alterar a identidade pessoal e causar grande impacto geral e global na vida dos pacientes.

A importância de conhecer tais processos relaciona-se diretamente tanto com o modo como as pessoas experimentam e vivem a dor quanto em sua duração, capacidade laborativa e para desenvolver relações afetivas e sociais, o que exerce efeitos substanciais nos prognósticos de tratamentos.

Mesmo quando uma dor é breve, como aquela eliciada em laboratório com o objetivo de fazer experimentos, seus efeitos podem ser marcantes na qualidade de vida do paciente. No entanto, é pouco improvável que produza interferência na vida dos indivíduos ou que gere impacto na identidade pessoal, modificando-a.

Contudo, a dor clínica aguda mostra efeitos tanto na interrupção de esquemas vivenciais quanto na interferência da vida, mesmo que sua natureza seja temporária, porém é mais improvável que tenha algum impacto na identidade de uma pessoa.

No que diz respeito ao processo de adoecimento, a dor crônica persistente ou a dor episódica recorrente podem ter efeito profundo na vida de uma pessoa. A interferência repetida em tarefas que são essenciais para alcançar vários objetivos de vida e a manutenção de seu status na sociedade terão impacto maior em seu senso de identidade, assim como em seu Eu (Self). Quanto mais pessoalmente significativa for a sua capacidade de realizar de modo eficaz seus planos, ideias e perspectivas, mais esse Eu ficará abatido e haverá consequências diante do adoecimento que é a dor (Figura 2.1).

Em geral, quanto menos tempo transcorrer a dor, maior é a probabilidade de a experiência a ela ligada ser determinada por outros fatores, além daqueles relacionados à intensidade sensorial, e maior é a possibilidade de a ela se associarem qualidades afetivas primárias.

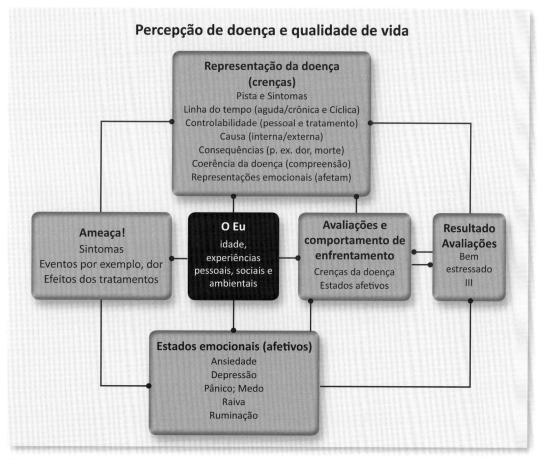

Figura 2.1 Percepção da dor e qualidade de vida.

A experiência de dor desenvolve-se de três tipos maneiras: a sensação real, a tomada de consciência (ter conhecimento sobre a dor) e o aspecto emocional da dor.

À medida que aumenta o tempo dos sintomas dolorosos, os mecanismos comportamentais se moldam modificando a experiência da dor, especialmente aqueles relacionados à aprendizagem (Figura 2.2).

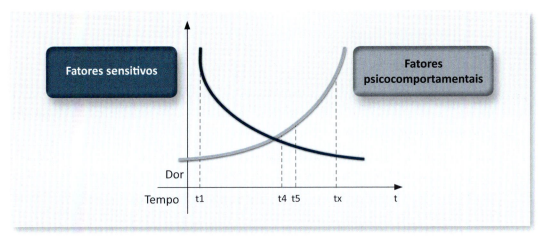

Figura 2.2 Relação entre tempo de duração da dor, fatores sensitivos e fatores psicocomportamentais.

Tratamentos que tentam eliminar ou modular os componentes da intensidade sensorial da dor, incluindo farmacológicos e cirúrgicos, são realizados com a expectativa de que, uma vez controlada essa intensidade, as consequências da dor por interferência e identidade serão atenuadas. O campo da dor crônica, entretanto, sabe que essa suposição pode ser errônea. Intervenções destinadas a reduzir a função de interferência da dor, como fisioterapia e reabilitação comportamental, são frequentemente necessárias em conjunto com intervenções baseadas na medicina. Até recentemente, pouca atenção foi dada às intervenções terapêuticas que visam a abordar a identidade do paciente com dor, e é provável que isso seja um dos pontos mais importantes para pacientes, nos quais as tentativas de modular a qualidade da intensidade da dor sensorial ainda não foram bem-sucedidas e os pacientes se veem confrontados pelo problema de conviver com a dor.

O QUE É PSICOLOGIA?

A Psicologia é uma ciência oriunda da Filosofia. Em tempos antigos, a tentativa de compreender o ser humano e os animais era tema de debates sobre ideias que os filósofos concebiam a partir da observação livre dos acontecimentos e, após reflexão, formulavam conceitos, alguns dos quais são sustentados até hoje.

Com o passar do tempo, o advento de métodos de estudos diferentes do livre pensar e em consequência da constituição de instrumentos de aferição e mensuração de variáveis mais objetivas, a Psicologia passou a integrar, além da visão filosófica, experimentos que possibilitaram conclusões mais racionais e práticas em seus estudos.

Contudo, ainda hoje é importante a visão filosófica sobre o comportamento, assim como outras maneiras de interpretá-lo. Portanto, a Psicologia estuda o comportamento, ou seja, como funcionam os processos mentais, sentimentos, afetos, emoções, relacionamentos, enfim, o comportamento de maneira geral.

O objetivo da Psicologia é o estudo dos processos gerais e específicos do comportamento, tanto normais quanto patológicos, embora a Psicopatologia seja o campo da ciência que se dedica a descrever os processos mentais patológicos. Com isso, diz-se que a Psicologia visa a compreender o comportamento para prevê-lo, modifica-lo e criar melhores condições para que se possa minimizar os comportamentos disfuncionais.

Assim, em termos de dedicação, há uma diferença entre a Psicologia e a Psicopatologia que deve ser salientada. A Psicopatologia utiliza-se das bases da Psicologia para postular seus princípios, ocupa-se dos processos patológicos do adoecimento mental, não somente da descrição estatística de patologias. Já a Psicologia ocupa-se do comportamento tanto do ser humano quanto dos animais.

Com isso, para compreender melhor a Psicologia como ciência, ela é composta de várias áreas e subdivisões de estudo e de atuação (Figura 2.3). Todavia, é necessário compreender também que essas subdivisões não são estanques, de modo que não se pode pensar que existe na vida real alguma fronteira que as separe definitivamente. São áreas que se entrelaçam dinamicamente; por mais que se tente apartar uma da outra, elas acabem se tangenciando.

O QUE É COMPORTAMENTO?

O comportamento, resumidamente, define-se por ser um ou mais atos ou efeitos do comportar-se; expressão física, verbal ou não verbal de alguém diante de estímulos internos, externos e sociais ou de sentimentos ou necessidades íntimas ou a combinação de todos esses. Assim, comportamento é toda e qualquer reação observável a estímulos.

Diversas condições são fruto de inúmeras interconexões e produzem resultados comportamentais distintos, a depender de como essas conexões são realizadas (Figura 2.4).

O comportamento contém pelo menos duas facetas: uma manifesta e outra latente. A vertente manifesta (Figura 2.5) é a que o observador consegue ver da condição comportamental. Contudo, a vertente latente (Figura 2.6) guarda uma série de processo alheios ao observador, mas que estão presentes, e permite realização da ação.

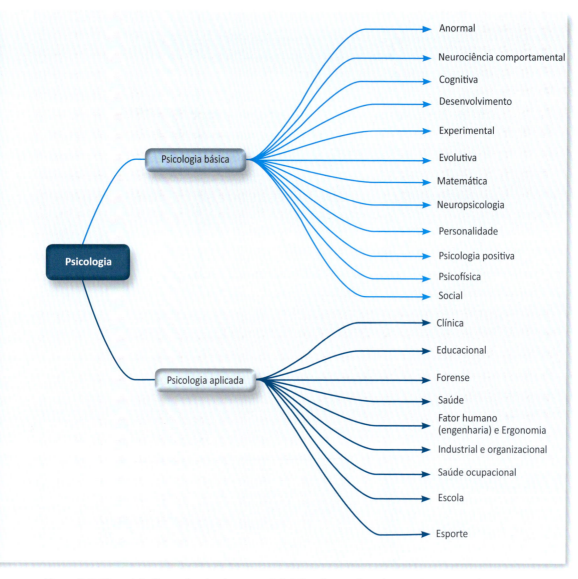

Figura 2.3 Disposição ilustrativa das áreas e subdivisões de estudo e de atuação em Psicologia.

Da Neurofisiologia à Psicologia da Dor | Confluências e Dissonâncias 19

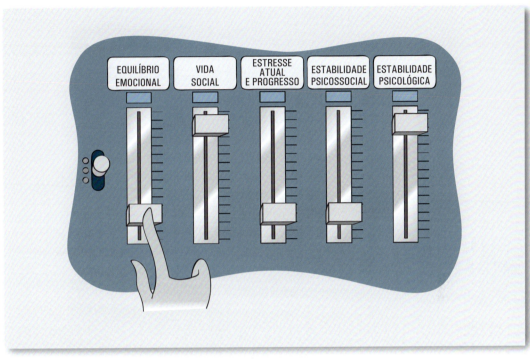

Figura 2.4 Modulação de aspectos psicológicos e dor.

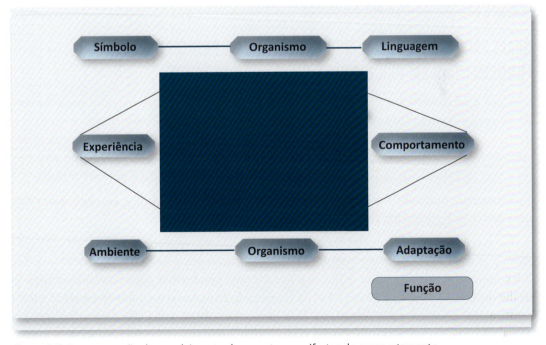

Figura 2.5 Representação do envolvimento de aspectos manifestos do comportamento.

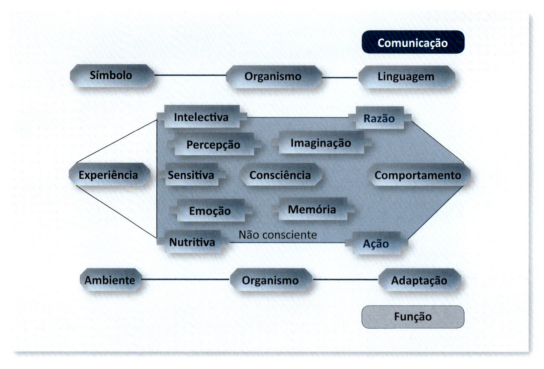

Figura 2.6 Representação do envolvimento de aspectos latentes do comportamento.

QUAIS SÃO AS DEFINIÇÕES, OS CONCEITOS E OS PRINCÍPIOS FUNDAMENTAIS EM PSICOLOGIA E DOR?

A dor é uma sensação. Contudo, a sensação dolorosa não é uma sensação pura. Quando acionada, "carrega" inúmeras aprendizagens, memórias afetivas, moleculares, cognitivas e genéticas que, por meio de certas predisposições, são facilitadas ou inibidas. A dor deve ser compreendida como uma percepção complexa e funciona como um mecanismo de proteção do corpo, um alerta que indica que alguma ação físico-comportamental deve ser tomada.

Abrangente literatura vem confirmando essa teoria; embora ainda se acredite que a dor uma sensação é puramente física.

Thomas Szasz[1] usou diferentes termos para melhor compreender o problema da dor: sensação e percepção. O primeiro termo, sensação, foi utilizado pelo autor para descrever um dos componentes da dor como sendo algo que é vivido igualmente por todos, assim como "o brilho do sol". O segundo, "percepção" foi empregado para descrever a dor como outra característica que requer atenção pessoal, única, à plena consciência, uma abordagem de "atenção plena". Utilizando-se dessas metáforas, o autor refere que todos veem o brilho do sol, mas cada um o descreve de maneira diferente, porque percebe características particulares de um fenômeno comum.

No entanto, a dor também é um afeto, ainda segundo Szasz, uma vez que sinais somáticos são contextualizados pela história do desenvolvimento pessoal e do ambiente interpessoal, resultando em uma experiência parcialmente consciente. E o autor considera que a dor é um objeto de perda, ou seja, algo que por, ter valor significativo, foi retido na memória, assumindo valor afetivo, de modo que a perda provoca uma saudade difícil de ser manejada. É um representante para o indivíduo do objeto perdido da mesma maneira que um símbolo de algo perdido, semelhante à nostalgia, sentimento de perda que, na maioria das vezes, não é consciente.

Ajudar o paciente a compreender sua experiência com mais consciência, de modo que venha a encontrar alternativas de resposta que possibilitem prevenir a manutenção dos comportamentos que retroalimentam a dor, muitas vezes, é dever dos sistemas de saúde que se ocupam com resultados de tratamentos mais eficazes, e esse é o objetivo do trabalho do psicólogo.

PARA QUE SE SENTE DOR?

Evolutivamente, os organismos desenvolveram a habilidade, por meio de sua organização anatomofisiológica e comportamental, para alertá-lo notificando-o quando existem ameaças reais ou simplesmente possibilidades. A intenção é buscar, cada vez mais, a manutenção, a sobrevivência ou a preservação da existência. Tais respostas evolutivas estão presentes em toda árvore filogenética. Quanto maior o aprimoramento filogenético, mais se refina sua complexa organização, porque se especializa.

COMO ENTENDER A RELAÇÃO ENTRE O COMPORTAMENTO E A NEUROFISIOLOGIA? ENFIM, A COMPLEXIDADE ENTRE DOR E PSICOLOGIA

A dor é uma construção evolutiva filo e ontogenética que visou a preservar os organismos de sua extinção, preparando-os para enfrentar as adversidades do meio da maneira mais eficiente possível. Muitas espécies talvez nem teriam sobrevivido se um sistema de alerta, de dor, minimamente presente e eficiente, não fosse mantido.

Esse sistema biológico recebeu didaticamente o nome de sistema nociceptivo. Trata-se de um sistema complexo, e deve-se lembrar sempre que é a base biológica que permite que outras funções estejam disponíveis para que se responda às ameaças. É parte do sistema nervoso sensitivo e vem sendo reconhecido como um sistema de segurança.

Em humanos, depois de o cérebro receber a informação, ocorre a sua interpretação, acionando respostas adaptativas. Contudo, o sistema nociceptivo não é independente dos demais. Como todos os demais sistemas, ele é composto por várias partes, sendo sua unidade o nociceptor, um receptor sensorial. Juntamente com terminações nervosas responsáveis pelo processo, ele capta a informação de ameaça e a conduz bioquímica e eletricamente (vias aferentes) até que o sinal chegue ao cérebro, onde é convertido para obter a resposta e "solucionar o problema".

Com os estudos desenvolvidos pela Fisiologia e Neurobiologia, atualmente já se sabe que os receptores nociceptivos são extremamente especializados. Desde que haja um estímulo, haverá uma "convocação" para que uma resposta seja produzida.

QUAIS SÃO AS RELAÇÕES ENTRE PSICOLOGIA E FISIOLOGIA DA DOR?

Nocicepção, dor, sofrimento ou comportamento de dor são conceitos que não devem ser confundidos. Os cientistas distinguem nocicepção como o sinal nervoso que notifica danos ou lesão do corpo, levando o sinal para o cérebro, e dor como uma desagradável experiência emocional e cognitiva que normalmente ocorre quando os nociceptores são ativados (Figura 2.7).

- Nocicepção, portanto, é um mecanismo pelo qual os estímulos nociceptivos agem nos receptores de dor para dar atividade às fibras nervosas;
- Dor é a percepção da sensação;
- Sofrimento é a emoção desprazerosa gerada nos centros nervosos superiores e enviada como reação e comportamento quando se sente desprazer, seja pelo acionamento do sistema nociceptivo, seja por sua percepção;
- Comportamento de dor é toda e qualquer reação que se tem para entender e comunicar a dor a alguém;
- O contexto social e cultural em que a dor ocorre são as circunstâncias sobre como acontece o comportamento de dor.

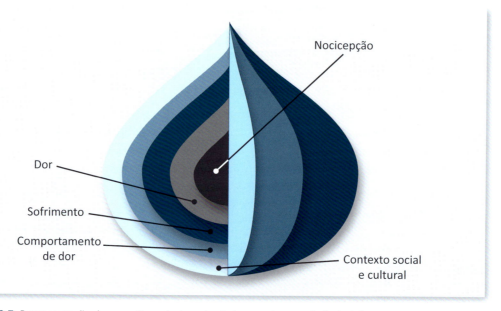

Figura 2.7 Representação de conceitos relacionados à dor em sistema de "cebola".

Cabe ressaltar que há comportamentos de dor ou dolorosos normais e disfuncionais. Isso significa que a dor é mais do que apenas uma experiência sensorial, ela é influenciada por pensamentos, sentimentos e relacionamentos sociais. Assim, a forma como se sente a dor é afetada pelos pensamentos, como o que se acredita que a dor possa significar e o que se lembra de experiências dolorosas anteriores, tanto pessoais quanto aquelas observadas em outras pessoas.

Assim a dor é também uma experiência social. Em um experimento, solicitou-se que estudantes ficassem a mão em água dolorosamente fria pelo maior tempo possível, sendo que os que toleraram a dor por mais tempo foram aqueles que acreditavam que o experimentador era um de seus professores, e não um dos colegas. Isso mostra que quem pergunta sobre a nossa dor é importante, isto é, a quem a dor é confidenciada também interfere na intensidade de sua percepção.

Por outro lado, as influências sociais da dor também podem se mostrar benéficas, pois ter o apoio daqueles que se preocupam pode influenciar na percepção da dor. Em outro estudo utilizando o mesmo método do balde de gelo, as pessoas tiveram maior tolerância ao frio quando outra pessoa as observava silenciosamente em comparação àqueles que ficaram sozinhos com o experimentador. Quando o "observador" era um amigo do mesmo sexo, os participantes tinham maior tolerância, ainda que o amigo não estivesse realmente dentro da sala, mas apenas por perto.

HÁ RELAÇÕES ENTRE ESTRESSE E DOR?

Antes do século XX, as principais ameaças à saúde eram as doenças contagiosas causadas por agentes infecciosos: varíola, difteria, entre outras. Nutrição, higiene pública e tratamento médico têm eliminado muitas dessas doenças. Infelizmente, porém, doenças crônicas, como doenças cardíacas, câncer e outras que se desenvolvem de maneira gradual continuam a aumentar.

A visão tradicional da doença física como um fenômeno puramente biológico deu lugar a um novo modelo, o modelo biopsicossocial, que sustenta que a doença física é causada por uma complexa interação de fatores biológicos, psicológicos e socioculturais (Figura 2.8).

O estresse é definido como toda e qualquer circunstância que ameace ou seja percebida como ameaça ao bem-estar do indivíduo e que, dessa forma, sobrecarrega a capacidade de enfrentamento.

A noção de estresse não se relaciona de maneira alguma a simples nervosismo ou contrariedade. Pesquisadores descobriram que estresses menores (segundo o autor Lazarus)[2] = aborrecimentos diários, como mudar de casa e experimentar novas responsabilidades domésticas, podem se tornar tão estressantes quanto um grande evento traumático, como um divórcio ou desastre, e o efeito de tais mudanças, mesmo que menores, está relacionado à natureza cumulativa do estresse.

A experiência de se sentir estressado relaciona-se, em grande parte, a processos cognitivos; por exemplo, ir a um novo encontro pode ser emocionante para alguns e aterrorizante para os outros. As avaliações dos eventos vividos são muito subjetivas e influenciam o efeito do evento. Não é nem o evento ambiental nem a resposta da pessoa que define o estresse. É a percepção do indivíduo sobre a situação psicológica que o define.

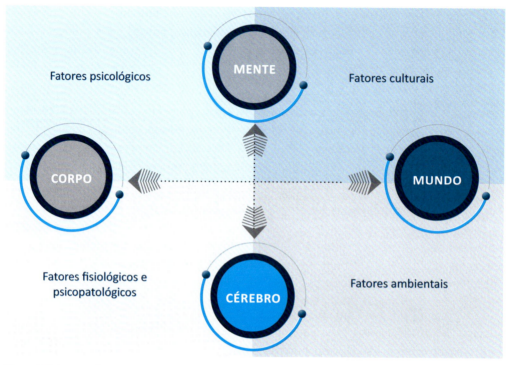

Figura 2.8 Integração entre sistemas e fatores associados.

O estresse é uma função do sentimento de ameaça, vulnerabilidade e capacidade de lidar com a pessoa, em vez de uma função do estressor.

É importante salientar que o estresse altera as percepções, e, pode-se dizer que ele também as determina.

São descritos tipos principais de estresse: frustração, que ocorre em qualquer situação em que a busca por algum objetivo é frustrado; conflito, que ocorre quando duas ou mais motivações são incompatíveis ou quando os impulsos comportamentais competem pela mesma expressão; e mudanças de ritmo de vida, as alterações visíveis nas condições de vida e que exigem reajuste e pressão envolvendo expectativas ou demandas para executar ou cumprir o intento.

Há também eventos estressores agudos, aqueles cujo ponto de extremidade é claro e tem duração bastante curta, ao passo que o estresse crônico é de longa duração, sem limite definido, considerado como um sentimento de ameaça vivido a longo prazo. As respostas ao estresse são multidimensionais, incluindo os domínios emocional, psicológico e comportamental.

A dor, especialmente quando crônica, é um estresse inescapável e representa um dos maiores fatores de risco para o desenvolvimento de depressão. O controle descendente da nocicepção desempenha um papel na maneira como se sente uma dor aguda ou crônica, uma vez que os inputs nociceptivos são priorizados em relação a outras necessidades homeostáticas (Figura 2.9). O estresse psicológico produz uma mudança plástica transitória na medula espinhal, de

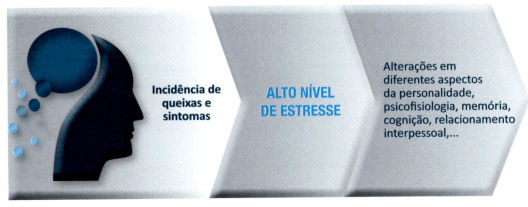

Figura 2.9 Representação do conjunto de processos envolvidos no desencadeamento da dor.

modo que a facilitação descendente decorrente de inflamação, lesão nervosa, doença e exposição crônica a opioides está associada à hiperalgesia.

O QUE É O ESTRESSE E COMO É SEU MECANISMO DE FUNCIONAMENTO?

Estresse é toda e qualquer sobrecarga que assola um organismo. Hans Selye[3], baseou-se no conceito de estresse postulado pela Física de materiais, que afirma que todo material apresenta uma capacidade de resiliência de acordo com suas características, trazendo-o para a Fisiologia, mais especificamente para o modo como os organismos se adaptam às situações adversas.

Quando um organismo, não somente o humano, mas também os mais primitivos, se depara com situações adversas, mecanismos cerebrais são acionados visando, automaticamente, à conservação e à adaptação para a nova condição, a fim de manter a sobrevivência. Esse processo ocorre independentemente da vontade.

Segundo a teoria do estresse de Selye, todos os organismos (animais e humanos) são capazes de fazer a adaptação visando ao enfrentamento de situações-problema imediatas. Alguns desenvolvem mecanismos mais bem adaptados, outros nem tanto. A adaptação à situação--problema está na dependência de condições genéticas e de aprendizagem; porém, se um organismo necessita a todo tempo lançar mão de mecanismos de adaptação, a longo prazo, ocorre um desgaste que pode trazer consequências danosas para a manutenção da sobrevivência.

No sentido neurofisiológico, o nome que se dá a esse processo é *"síndrome geral da adaptação"* ou *"estresse"*, que se subdivide em pelo menos três etapas:

1. **Reação de alarme:** as respostas corporais acionam um estado de prontidão geral em que o organismo se mobiliza e, não havendo resposta específica ou particular de um órgão para essa prontidão, é como se houvesse um estado de alerta. Ocorre uma resposta fisiológica geral visando à necessidade de tomar uma atitude o mais rapidamente possível para solucionar o problema. Caso a ameaça ou a desestabilização continue a ocorrer por um período mais longo, inicia-se a segunda fase

2. **Fase de adaptação ou resistência:** quando a ameaça ou tensão se repete, o organismo inicia um processo para se habituar a estímulos disparadores de estresse, iniciando, assim, um estado de resistência à tensão ou de adaptação. É a fase em que o organismo procura adaptar-se às novas reações adotando desde o ponto de vista metabólico, a fim de adquirir novo modo de funcionamento. Como as condições para adaptação não são ilimitadas o organismo pode ser induzido a uma terceira fase

3. **Estado de esgotamento:** ineficiente capacidade adaptativa.

Comumente a expressão "ficar estressado" tem sido utilizada com significado de que alguém passou por uma grande contrariedade ou por um momento de intensa emoção negativa. Quando se encontram cenas de comédia, por exemplo, em que alguém diz "Ai, que estresse!", fortalece-se a ideia errônea de que estresse se associa tão somente a sentimentos de contrariedade. Contudo, o estresse não se resume a isso, conforme explicado anteriormente (Figura 2.10).

As pessoas ficam estressadas porque estão expostas a situações-problema com as quais seus organismos, e não necessariamente seus sentimentos, não estão adaptados, ou seja, preparados. Há que se ter em mente esse conceito que diverge de maneira substancial do que se pensa popularmente.

Existem diversas reações dos organismos visando à melhor adaptação momentânea e a longo prazo. A depender de como se comporta cada organismo, isto é, de suas características genéticas e desenvolvidas por aprendizagem, as fases da síndrome geral da adaptação ou estresse (lembrando, reação de alarme, fase de adaptação e fase de resistência) atuam de maneiras diferentes, podendo levar a consequências patológicas como aumento ou diminuição do apetite sexual ou para alimentar-se, aumento de peso ou emagrecimento, queda de cabelos (em decorrência de distúrbios metabólicos ou hormonais), dores (particularmente cefaleia tipo tensional e lombalgia), hipertensão, dispepsia e, em casos extremos, distúrbios mais graves, como consequências cardíacas que, aliadas a outras condições pessoais predisponentes, aumentam a possibilidade de enfartos.

Vale ressaltar que não é o fato isolado de passar por um momento de tensão que pode levar alguém a adoecer, mas que uma variedade de condições genéticas se aliam a como os indivíduos se desenvolveram, sua aprendizagem para o enfrentamento dos momentos de alerta, tensão ou de sobrecarga, é que deve ser considerado.

CONSIDERAÇÕES FINAIS

Considera-se que a fisiopatologia da dor é de grande interesse aos que desejam se dedicar à área. Fundamentalmente, em toda dor, de qualquer etiologia, o sofrimento está assentado em bases fisiológicas disfuncionais; portanto, é de suma importância seu contínuo conhecimento.

Da Neurofisiologia à Psicologia da Dor | Confluências e Dissonâncias

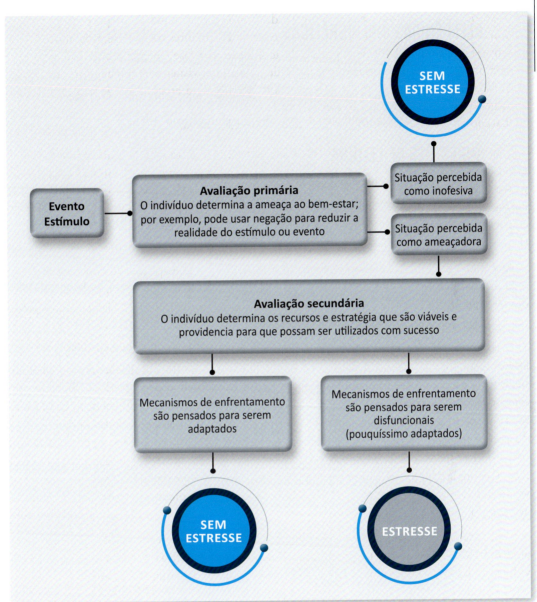

Figura 2.10 Representação esquemática do processos de estresse e suas relaçãoes com mecanismos de enfrentamento.

REFERÊNCIAS BIBLIOGRÁFICAS

1. Szasz TS. The Ego, The Body, And Pain. Journal of the American Psychoanalytic Association. 1955;3(2): 177–200. https://doi.org/10.1177/000306515500300201

2. Lazarus S, Folkam S. Stress, appraisal, and coping. New York: Springer; 1984.

3. Seyle H. Stress in health and disease. Boston: Butterworth; 1976.

SUGESTÕES DE LEITURA

Bonica JJ. Advances in neurology. v.4. New York: Raven Press; 1974.

Cannon WB. Bodily changes in pain, hunger, fear and range: an account of recent researches into the function of emotional excitement. New York: Appleton; 1915.

Costantini M. Body perception, awareness, and illusions. Wiley Interdiscip. Rev Cogn Sci. 2014;5:551-60.

Crofford LJ. Chronic pain: where the body meets the brain. Trans Am Clin Climatol Assoc. 2015;126:167-83.

Da Silva J. The challenge of pain. Psychology & Neuroscience. 2014;7(1):1-2.

Eisenberg N. Emotion, regulation, and moral development. Annu Rev Psychol. 2000;51:665-97.

Moseley GL, Gallace A, Spence C. Bodily illusions in health and disease: physiological and clinical perspectives and the concept of a cortical 'body matrix'. Neurosci Biobehav Rev. 2012;36:34-46.

Schultz R, Monin JK, Czaja SJ, Lingler JH, Beach SR, Martire LM et al. Measuring the experience and perception of suffering. Gerontologist. 2010;50(6):774-84.

Tsakiris M, Critchley H. Interoception beyond homeostasis: affect, cognition and mental health. Philos Trans R Soc Lond B Biol Sci. 2016; 371:20160002.

capítulo 3

Dirce Maria Navas Perissinotti

Da Biologia e da Mente
Caminhos Entrecruzados na Dor

A dor pode ser descrita em termos neurológicos, mas a consciência cognitiva, a interpretação e as disposições comportamentais, bem como os fatores culturais e educacionais relacionados a ela, têm influência decisiva na percepção da dor, mas não isoladamente. O sofrimento, por sua vez, é definido como uma experiência desagradável ou mesmo angustiante, que afeta gravemente uma pessoa em níveis psicofísico e existencial.

Dor e sofrimento são desagradáveis, porém as definições usualmente disponíveis não incluem a ideia de que ambos podem assumir um caráter destrutivo, bem como um caráter construtivo. Ambos, também, podem ser destrutivos para alguns eventos e para outros eventos ser construtivos.

A dor tem sido considerada análoga à nocicepção; não obstante, consistentes evidências têm demonstrado que essa concepção não é suficiente nem necessária para tratá-la adequadamente.

É sempre modulada por uma miríade de fatores neurobiológicos, ambientais e cognitivos, sendo considerada uma experiência consciente e, portanto, subjetiva, frequentemente associada à nocicepção (Figura 3.1).

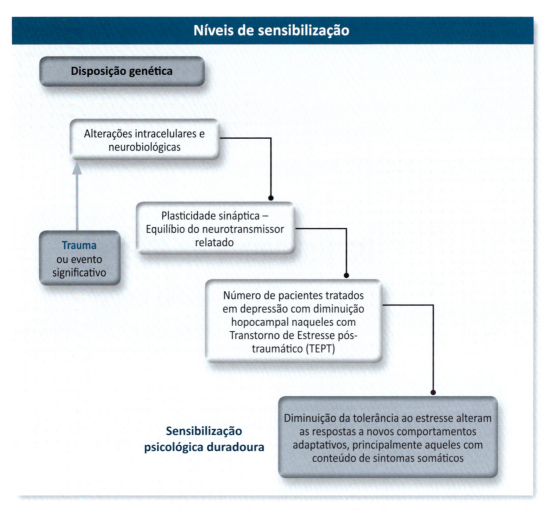

Figura 3.1 Representação esquemática de niveis de sensibilização psicológica (antecedentes e consequentes).

Quando decorrente de "fundo emocional", provoca mudanças responsivas das funções dos órgãos internos, reflexos motivacionais não condicionados e também esforços volitivos direcionados à remoção do fator doloroso. Entende, então, que o cérebro pode gerar informações e sinais de saída na ausência de *inputs* externos.

As repostas motoras ou efetoras são influenciadas pelas informações sensoriais, pela cognição e pelo comportamento. Assim, *inputs* cognitivos podem influenciar as respostas motoras enviadas mesmo na ausência de *inputs* sensoriais. A Figura 3.2 ilustra didaticamente essa situação.

As relações entre as funções fisiológicas e emoções já estão bem estabelecidas, identificando-se no cérebro a região da amígdala como o centro da emoção, onde os estímulos periféricos, ao chegarem nesse local, "criam" percepção; no sistema límbico, "criam" emoção; e o cérebro se torna consciente da emoção enquanto o hipotálamo estimula múltiplas respostas.

A Figura 3.3 ilustra o funcionamento integrado entre os passos do processo de dor.

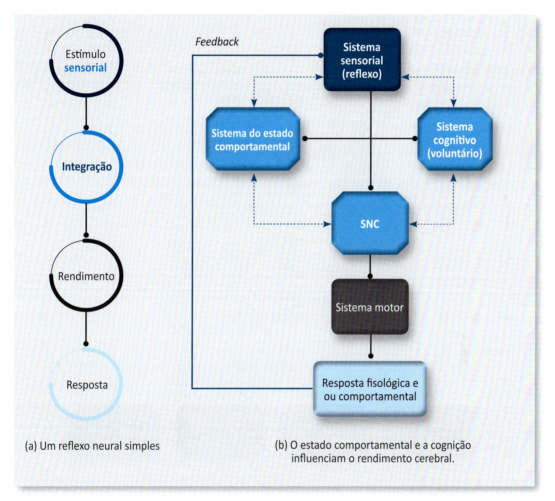

Figura 3.2 Representação esquemática da integração de respostas neurocompotamentais.

Os sinais internos que moldam o comportamento voluntário (relacionado à sobrevivência ou às emoções) por meio de motivação e de alguns estados conhecidos como *drives*, criam maior excitação, comportamento orientado a objetivos e comportamentos díspares para atingir a meta, pois trabalham com respostas autonômicas e endócrinas para manter a homeostase interna do organismo. As sensações de prazer ou desprazer quando relacionadas a comportamentos aditivos podem ser mudados se for dada uma motivação diferente.

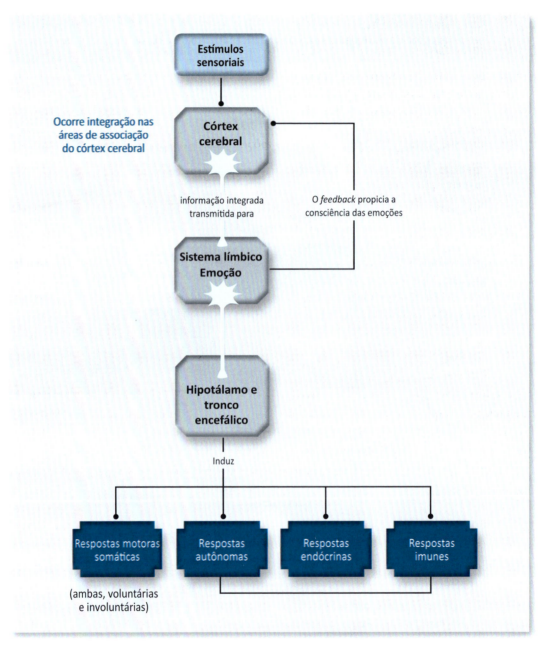

Figura 3.3 Representação esquemática de respostas neurocomportamentais.

SENSIBILIZAÇÃO CENTRAL, MECANISMOS DE HABITUAÇÃO E SENSIBILIZAÇÃO E OUTROS MECANISMOS. COMO SE RELACIONAM À PSICOLOGIA E À DOR?

Há muitas publicações sobre a importância da memória nos processos dolorosos. Conforme descrito anteriormente, os processos neurofisiológicos e psicológicos andam sempre conjuntamente, mas nem sempre essa relação é evidente, porque nem todas as vezes esses processos são passíveis de se tornarem conscientes. Muitos deles jamais se tornarão conscientes, porque o campo da consciência é restrito. Contudo, mesmo sem acesso à consciência, muitos sobredeterminam estados dos organismos. E, são de extrema importância para entendcomo ocorre a cronificação da dor.

Alguns teóricos argumentam que, em determinadas pessoas, a exposição cerebral ao estímulo doloroso ao persistir por mais tempo do que o necessário para a reparação de uma lesão tecidual poderia levar a alterações fisiológicas fato que os disporia à cronificação. Exames objetivos de ressonância magnética funcional ou de tomografia computadorizada por emissão de fóton único (do inglês *Photon Emission Computed Tomography* – SPECT) ainda não apontam para a existência de alterações macroestruturais que suportem essa hipótese. Contudo, mesmo na ausência de algum sinal de atividade objetiva cerebral em áreas relacionadas à dor, estudos vêm demonstrando que ocorrem alterações consistentes em algumas áreas determinantes para o desenvolvimento de dor crônica.

O que se sabe até o momento é que áreas relacionadas à emoção e à motivação se tornam mais ativadas em alguns indivíduos, proporcionando aumento da atividade da memória, o que talvez justifique a afirmativa de que a dor, ao se cronificar, é um problema de memória. Com isso, se quer dizer que a dor crônica envolve um processo de aprendizagem que, de maneira degenerativa, induz a mudanças da circuitaria mnêmica e também emociona.

A teoria de Pavlov, datada de 100 anos atrás, revela que experiências decorrentes de aprendizagem em geral e também de estímulos dolorosos, em animais, associam-se (aprendizado) a outros eventos de maneira subliminar, como estímulos condicionados, incluídos aqui o "distresse" seja ele em associação com emoções ou de outros conteúdos não emocionais. Ocorreria, da mesma forma, tanto para a dor como para qualquer outra emoção negativa, uma lembrança passada e que se atualizaria como uma (re)vivência em momento de repetição da dor ou da emoção atual, no presente.

A ideia é que um estímulo doloroso agudo, ao se prolongar no tempo, envolve padrões emocionais e físicos que seriam coativados, contendo sinais fixados na memória (por reforçamento positivos ou negativos), mesmo na ausência do estímulo, aderindo-se à rememorações no presente. Ao serem revividos ou relembrados, de maneira mais consciente ou menos, envolvem diferentes aspectos da memória em suas diferentes formas, sejam aquelas relacionadas às cognitivo-afetivas, ou de sensações e, portanto, inconscientes.

Lembrando que em termos neurobiológicos, o conceito de memória é definido como qualquer processo cuja dinâmica temporal permite comparar, alterar ou fundir perceptos e, em termos psicológicos, a definição é de se trata de um conjunto de atividades que, integradas por processos biofisiológicos e psicológicos, modificam de maneira persistente o estado do organismo. Enquanto que o conceito de atenção em termos neurobiológico, é influência modulatória do processamento de informação sensorial, e sob a ótica psicológica é o processo pelo qual se concentra a atividade psíquica sobre o estímulo (S) que a solicita, seja quanto a sensação, a percepção, a representação, ao afeto ou ao desejo a fim de fixar, definir e selecionar percepções, representações e conceitos e elaborar o raciocínio.

Ainda sobre o processo de aprendizagem, apenas para relembrar, trata-se do processo pelo qual se adquire o conhecimento sobre o mundo, segundo definição de Kandel e Squire[1], em 2000. Com isso, conceitua-se como sendo a capacidade desenvolvida a partir de experiências anteriores para modificar as reações inatas ou criar novas ou como a aquisição de conhecimentos ou habilidades e é o resultado de experiências que podem alterar o comportamento.

A aprendizagem se refere a uma mudança mais ou menos permanente no comportamento que ocorre como resultado da prática. Aprendizado e memória são funções intimamente relacionadas e consideradas de alto nível do sistema nervoso. A aprendizagem é o mecanismo neural pelo qual uma pessoa muda seu comportamento como resultado de experiências não somente comportamental.

Há dois tipos de processos de aprendizagem, um chamado de condicionado e outro chamado de não condicionado. O processo de aprendizagem condicionado, ainda segundo teorias comportamentais, implica que o sujeito aprenda através da associação entre um estímulo a outro. É um processo condicionado que resulta na formação de respostas (aprendidas), chamado reflexo condicionado. É uma resposta automática a um estímulo (estímulo condicionado) que não evocou anteriormente a resposta adquirida pela associação repetida desse estímulo com outro estímulo (ou estímulo incondicionado).

Enquanto que no processo de aprendizagem não condicionado ou incondicionado, o sujeito aprende a ignorar ou a reagir a um certo estímulo de maneira simples, não havendo associação entre dois estímulos.

A aprendizagem apresenta-se em dois tipos: a associativa, que liga dois estímulos ou um estímulo a um comportamento, e a não associativa, cuja mudança de comportamento ocorre devido à exposição repetida.

O estímulo incondicionado é aquele que provoca uma resposta natural e automática e são de dois tipos: os que ocorrem por habituação ou por sensibilização.

A diminuição gradual da resposta ao estímulo ocorre quando é frequentemente repetido e se generaliza, fixando-o na memória automaticamente. Em casos de dor crônica, a hipótese é de que haveria como que houvesse um colabamento de estímulos condicionados e incondicionados, resultando na modificação o processamento sináptico, bem como a resposta biocomportamental.

Os mecanismos de habituação e sensibilização são bastante difundidos na literatura da dor, particularmente justificando a sensibilização central como maneira de entender a croni-

Da Biologia e da Mente: Caminhos Entrecruzados na Dor

ficação. O mecanismo de habituação tem sido entendido como decorrente da repetição do estímulo doloroso que age em canais de cálcio em neurônios pré-sinápticos, levando à diminuição do influxo de cálcio, o que liberaria determinados neurotransmissores induzindo a respostas comportamentais ao estímulo. Com isso, diz-se que a habituação não responde a um estímulo porque ele é insistente, mas ocorre pela "filtragem" daqueles que são insignificantes.

Enquanto que o mecanismo de sensibilização é considerado como potencialização da resposta ao estímulo (sejam eles os doloroso ou mesmo os agradáveis), quando repetido com frequência, é generalizado. A resposta é "melhorada" por sensibilização porque um estímulo insistente ajudaria, segundo o que se preconiza, a evitar outros estímulos que seriam prejudiciais. E, seu mecanismo, o de sensibilização, vem sendo apontado como sendo aquele que é decorrente de estímulo suficientemente forte ou nocivo e induz facilitação de comunicação de interneurônios (serotonina) levando ao aumento da *adenosina monofosfato cíclico* (cAMP) em neurônios pré-sinápticos, simultaneamente bloqueando canais fosfato que despolarizam neurônios pré-sinápticos, mantendo canais cálcio abertos, o que aumenta do influxo de cálcio majorando também a liberação de neurotransmissores e a resposta comportamental a estímulos, mesmo que discretos.

Os dois conceitos citados acima habituação e sensibilização têm auxiliado muito a compreender e tratar pacientes com condições dolorosas crônicas. A sensibilização, como visto anteriormente, ocorre após estímulo intenso e ou repetitivo em que nociceptores e podem se relacionar ao sistema nervoso central (SNC) ou periférico relacionados ao sistema nervosos periférico (SNP). A atividade alterada ocorre pelo aumento reversível na excitabilidade e na eficácia sináptica dos neurônios das vias nociceptivas centrais e periféricas. O mecanismo é responsável, pelo que se sabe atualmente, por algumas dores ou hipersensibilidade à dor, como alodínea tátil e hiperalgesia secundária à punção ou pressão, além de outras condições clínicas e são alterações no sistema nervoso central e ou periférico, com diferentes mecanismos que já diagnosticáveis por meio de técnicas eletrofisiológicas ou técnicas de imagem, que têm servido como base para a compreensão de alguns quadros mais persistentes.

A nocicepção, por si só, não "funciona" como percepção da experiência. O que faz com que o organismo humano tenha ciência do que o sistema nociceptivo quer "dizer" quando acionado para que o organismo lutar (*fight*), fugir (*flight*) ou congelar (*freeze*), adaptar-se, em outras palavras, é a capacidade perceptiva. Um organismo não tem ciência da nocicepção.

O organismo terá ciência, toma consciência, do que ocorre somente se o sistema perceptivo for acionado. Para que haja percepção de alguma ameaça, é necessário que o sistema perceptivo seja eficiente, somente assim haverá construção de uma resposta, e esta sim é comportamental. Por comportamento, entende-se toda e qualquer reação ou ação obtida ou desencadeada por um estímulo, como no presente caso, o nociceptivo (Figura 3.4).

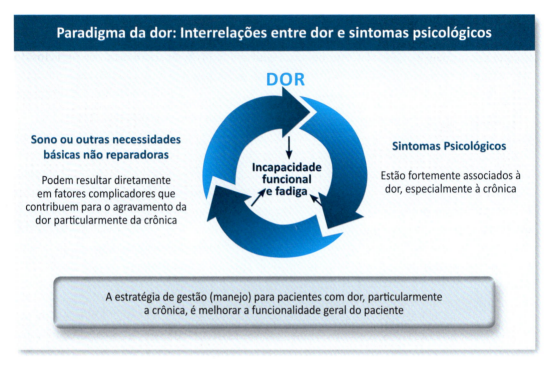

Figura 3.4 Paradigma da dor, suas interrelações e sintomas psicológicos.

COMO DOR E SOFRIMENTO SE RELACIONAM A ISSO TUDO?

Neste momento, cabe diferenciar dois importantes termos que na prática, embora venham sendo utilizados indiscriminadamente na prática, mas que guardam suas peculiaridades e são diferentes: dor e sofrimento.

Conforme definição da IASP, e de conhecimento geral por ser amplamente divulgada, a dor é uma experiência sensitiva e emocional associada a uma lesão real ou potencial dos tecidos ou descrita em termos desta. Já o sofrimento é o componente ou a dimensão afetiva negativa da dor. É importante considerar que todo quadro doloroso possui uma dimensão afetiva e que o sofrimento das pessoas que vivem com dor não está diretamente relacionado à nocicepção ou ao estímulo potencialmente doloroso. O tratamento efetivo de qualquer condição de saúde/doença deve compreender e abordar o paciente na sua totalidade.

Como o sofrimento é uma experiência multidimensional, uma variedade de sintomas comportamentais e pode sinalizar sofrimento: angústia profunda, sintomas físicos descontrolados, desesperança e desejo de apressar a morte.[2]

Cassell[3] foi o primeiro a chamar a atenção da comunidade médica geral para o sofrimento do paciente. Ele definiu o sofrimento como um estado de grave sofrimento associado a eventos que ameaçavam a integridade da pessoa. Além disso, observou alguns outros aspectos do sofrimento, a saber:

1. Embora a dor e o sofrimento sejam intimamente identificados na literatura médica, são fenomenologicamente distintos;
2. O sofrimento pode não se limitar apenas aos sintomas físicos, englobando qualquer aspecto da pessoa (p. ex., papel social, auto, família, relacionamentos e assim por diante);
3. O sofrimento tem um elemento temporal (para que uma situação seja uma fonte de sofrimento, ela deve influenciar a percepção da pessoa sobre eventos futuros);
4. O sofrimento pode ocorrer quando os médicos não validam a dor do paciente;
5. A extensão e a natureza dos relacionamentos de uma pessoa doente influenciam o grau de sofrimento de uma doença; e
6. A única maneira de saber se o sofrimento está presente é perguntar ao sofredor.

Fordyce[4] foi um dos primeiros autores a comentar sobre o sofrimento na literatura sobre dor. Ressaltou que a dor deve ser distinguida do sofrimento, assim como o sofrimento distingue-se da deficiência, e afirmou que o sofrimento e o comportamento da dor estão ligados como um conjunto de respostas que mesclam a experiência passada e a antecipação por meio dos estímulos percebidos. Ele também aconselhou que dor e sofrimento são mais do que meros sintomas, uma vez que se manifestam como comportamento e podem, portanto, ser tratados como tal.

Para Loeser[5],

> "É sofrimento, não dor, que leva os pacientes aos consultórios médicos na esperança de encontrar alívio. Os desenvolvimentos surpreendentes em nossa compreensão dos mecanismos de nocicepção não devem nos levar a perder de vista as metas de nossos pacientes. A dor crônica é muito mais que um processo sensorial. Devemos manter o modelo biopsicossocial da dor crônica, se quisermos fornecer cuidados de saúde eficazes aos nossos pacientes. Entender os componentes da dor facilita esse objetivo. O sofrimento é uma propriedade emergente do cérebro humano e depende da consciência. Também é digno de estudo por cientistas e de preocupação para os médicos."

Com isso, conclui-se que ocorreria uma retroalimentação entre os sistemas, conforme Figura 3.5 a seguir.

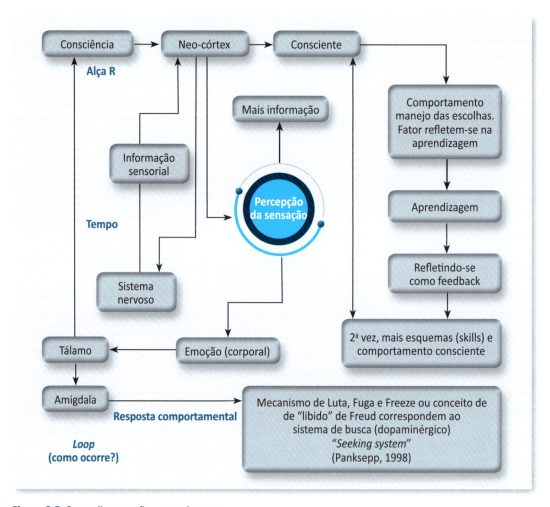

Figura 3.5 Retroalimentação entre sistemas.

PROCESSO DE ADOECIMENTO. ISSO EXISTE?

Serão descritos a seguir alguns pontos que podem ser de interesse, já que o tema é muito amplo.

Para elucidar o processo que o paciente com dor crônica enfrenta, é necessário abordar diferenças pouco discutids entre os conceitos que envolvem adoecimento e cura, estar doente e sentimento de doença, pois existem diferenças ainda nebulosas sobre o modo como as pessoas experimentam e vivenciam a dor ao longo do tempo quando acometidas ou mesmo após os tratamentos usuais.

Há inumeras definições sobre cura. As ideias mais frequentes se referem ao retorno ou restebelecimento do estado de saúde habitual, aquele antes do adoecimento.

Da Biologia e da Mente: Caminhos Entrecruzados na Dor

A cura possibilita desenvolver novos padrões de vida, às vezes até melhores que os antigos, mas nunca idênticos a eles, ou seja, não se retorna ao estado original anterior à doença. Retornar ao estado anterior aquele o mesmo estado de antes, após uma doença ter ocorrido é impossível.

A doença assume um caráter, como se fosse um fantasma que modifica a realidade psíquica (mental, emocional, social e cognitiva). Para algumas pessoas, haverá sempre algo como um fantasma que as assombra nessa nova realidade pós-doença, acompanhando-as mesmo que a cura tenha ocorrido há anos.

Do ponto de vista psicológico, contudo, sabe-se que a ocorrência de uma doença repercute modificando o sentido da vida, e ainda não está claro se é efeito do sentimento de "impotência" diante da possibilidade de morte, mesmo nas situações em que a morte foi cogitada somente como possiblidade remota.

O sentimento da cura, assim como o sentimento de doença, parece ligado a variáveis que vão além daquelas objetivamente relacionadas ao desenvolvimento dos sinais e sintomas objetivos. Estão relacionados aos efeitos simbólicos subjetivos e idiossincrásicos de cada indivíduo e ao modo como foram suportados, elaborados e desenvolvidos.

Em muitos casos de pacientes com dor crônica, encontram-se situações em que a remissão dos sintomas está permeada pela sensação de cura, ocorrendo certa ambivalência entre a sensação de vulnerabilidade e o medo de uma recidiva. Esses pacientes estão carregados de ansiedade em virtude da possibilidade de morte e do sentimento de abandono, e muitas vezes em tais situações são corroboradas pela desorganização do quadro de cuidados. Sintomas como medo de reincidência podem induzir à baixa autoestima, preocupação mórbida com a morte e sentimento de abandono, causando labilidade emocional frequentemente observada através do isolamento social e dificuldade de reintegração social, profissional e familiar ocorreria qual que uma "desordem psíquica transitória" com duração variada, havendo necessidade de elaboração mental da sensação de cura e remissão do problema.

Ao elaborar o processo evolutivo que ocorre entre o instante de "ver" a doença, o tempo de "compreendê-la" até se chegar ao momento de "conclui-la", ou seja, uma organização, certo ajeitamento interno, de como o indivíduo lidará com a doença, ocorre uma autorregulação entre sistemas em que muitas variáveis entram em jogo (Figura 3.6).

Pesquisa realizada na França, em 2008[6], pelo *Institut National de la Santé et de La Recherche Médicale* (INSERM), concluiu que apenas 58% das pacientes com câncer de mama alegaram estar curadas, embora ainda que de acordo com seus médicos tenha havido remissão total da doença. Observou-se também que 53% das pacientes com resultados de remissão objetiva declararam-se curadas, enquanto 47% declararam-se não curadas por não se sentirem "elas mesmas". Os resultados descritos foram independentes das características de variáveis sociodemográficas das pacientes estudadas como idade, situação civil, grau de escolaridade ou renda financeira.

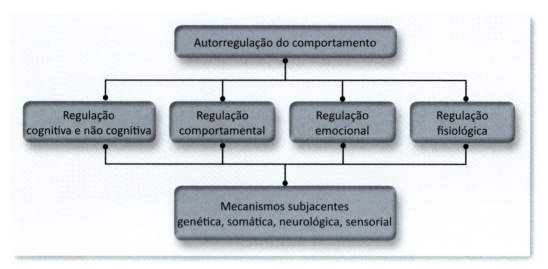

Figura 3.6 Representação esquemática do mecanismo de autorregulação do comportamento e dor.

Alguns autores alegam que nesses casos, como se houvesse que uma sequela psíquica, uma identidade "desfigurada", em que o efeito da doença permaneceu como sentimento de doença até vir a ser elaborado mentalmente, não havendo para tanto compasso uníssono com o tempo decorrido para o tratamento médico.[7]

A sensação de cura não se reduz à objetividade da remissão dos sintomas objetivos. O tempo da elaboração mental obedece lógica do funcionamento psíquico, mental: há um "instante de ver" o problema, um tempo envolvido para utilizado para a sua compreensão e, posteriormente, para haver posteriormente, o momento de se concluir a elaboração e a "sequela" psíquica.[7]

Assim, pode-se dizer que a cura física e a cura psíquica não são necessariamente síncronas, havendo diferença entre o que ocorre no tempo real e o que ocorre num outro tempo, o psíquico, para que a cura do acometimento relacionado à doença, uma vez que esses tempos não se sobrepõem.

Os critérios médicos e psicológicos a respeito da dor crônica diferem; portanto, deve haver conjugação de esforços para que a cura e o sentimento de cura sejam mais bem conjugados, uma vez que a evolução do sentimento de cura, quando ocorre remissão objetiva da doença, está intimamente integrada com a comprovação subjetiva do sentimento de doença.

Conforme explicitado, a sensação de cura não é redutível ao conceito objetivo de remissão ou cura objetiva e com isso, é necessário compreender também o modo como o sofrimento intervem no processamento da cura da dor crônica.

A inclusão do conceito "sofrimento" nos estudos sobre da dor crônica tem relevância, uma vez que seus efeitos são marcados na maneira como as relações de apego ocorrem, incluindo a gestão pessoal e as influências culturais e sociais que moldam e são moldadas reciprocamente no processo de cura.

A Figura 3.7 ilustra diversas consequências de desfechos mal-adaptativos e disfuncionais decorrentes do processo de adoecimento.

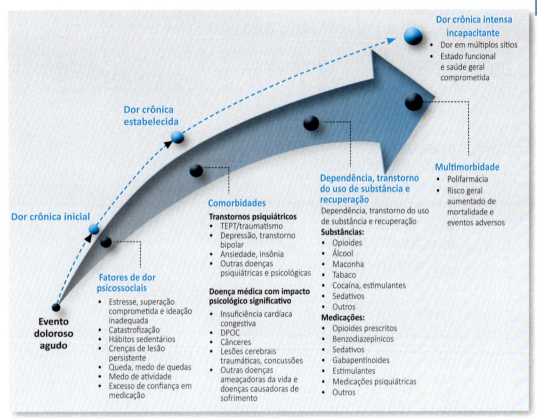

Figura 3.7 Progressão de desfechos mal-adaptativos e disfuncionais.

É POSSÍVEL TER DOR E NÃO TER SOFRIMENTO?

A experiência da dor e o sofrimento são determinantes no curso do desenvolvimento do quadro de dor, em que a percepção do sinal nociceptivo no sistema nervoso sofre influência de processos mentais, como conteúdo mnêmico processamento atentivo, a maneira como a realidade psíquica foi característica no decorrer do tempo pelos processos inconscientes individuais e que guardam características diversas do conceito de realidade externa, portanto.

A maneira como a realidade psíquica foi característica no decorrer do tempo pelos processos inconscientes individuais e que guardam características diversas do conceito de realidade externa.

CONSIDERAÇÕES FINAIS

Dor e sofrimento são considerados, atualmente, como facetas de uma mesma moeda. Fisiologia e Psicologia estudam questões semelhantes sob diferentes vertentes, e ambas fornecem subsídios reciprocamente para o universo da dor.

Os estudos mais recentes apontam que não se vive sem dor e nem sem sofrimento. Sem nenhum deles. Alguns dizem até que a dor é inevitável e o sofrimento é evitável, mas nem sempre essa máxima é verdadeira. Às vezes, o sofrimento é uma das maneiras de sentir dor e vice-versa.

REFERÊNCIAS BIBLIOGRÁFICAS

1. Kandel ER, Squire LR. Neuroscience: breaking down scientific barriers to the study of brain and mind. Science. 2000;290(5494):1113-20.

2. Cassell EJ. The nature of suffering and the goals of medicine. Oxford: Oxford University Press; 2004.

3. Cassel EJ. The nature of suffering and goals of medicine. New Engl J Med. 1982;306:629-45

4. Fordyce WE. Pain and suffering: a reappraisal. Am Psychol 1988;43(4):276-83.

5. Loeser JD. Pain and suffering. Clin J Pain. 2000; 62(Suppl.2):S2-6.

6. Le Corroller-Soriano AG, Malavolti L, Mermilliod C. La vie, deux ans après le diagnostic de cancer. In: Paraponaris A, Ventelou B, Malavolti L, et al. Le maintien dans l'activité et dans l'emploi. La documentation française. Paris; 2008, 243–257.

7. Bueno-Gómez N. Conceptualizing suffering and pain. Philos Ethics, Humanit Med. 2017;12(1):1-11.

SUGESTÕES DE LEITURA

Colagiuri B, Schenk LA, Kessler MD, Dorsey SG, Colloca L. The placebo effect: from concepts to genes. Neuroscience. 2015;307:171-90.

Colloca L. Nocebo effects can make you feel pain. Science. 2017;358:6359.

Colloca L. Placebo, nocebo and learning. Handb Exp Pharmacol. 2014;225:17-35.

Marchand S. The phenomenon of pain. Seattle: IASP Press; 2012.

Melzack R, Wall PD. The challenge of pain. New York: Basic Books; 1982.

Melzack R. The puzzle of pain. New York: Basic Books; 1973.

Tsakiris M. My body in the brain: a neurocognitive model of bodyownership. Neuropsychologia. 2010;48:703-12.

Tsakiris M. The multisensory basis of the self: from body to identity to others. Q J Exp Psychol. 2017;70:597-609.

3.1 APROXIMAÇÃO ENTRE PSICOLOGIA, BIOLOGIA, NEUROCIÊNCIAS E DOR

Um bom exemplo de que a Psicologia, para desenvolver seu objeto de estudo, aproxima-se de outras ciências é a Biologia. Com o crescimento espetacular da maneira de conhecer o mundo, a Biologia muito contribui para o avanço do conhecimento da Psicologia em diferentes aspectos. Mais recentemente, em especial último século, a Biologia trouxe – e ainda vem traz – inúmeras contribuições para o melhor conhecimento de várias questões comportamentais.

Com o incremento dos estudos acerca do sistema nervoso desde o final do século 19, surgiu o que frequentemente tem sido denominado Neurociência, isto é, o estudo científico do sistema nervoso, que teve início com a compreensão de estruturas anatômicas, bioquímicas e bioeletricamente associados mais à Biologia do que à Psicologia propriamente dita.

Atualmente, a Neurociência ocupa-se em estudar os aspectos moleculares, celulares, de desenvolvimento, estruturais, funcionais, evolutivos e médicos do sistema nervoso, e se difere da Psicologia por se interessar mais pelo resultado comportamental fruto também das estruturas orgânicas, mas daquela, não se resumindo a isso, ou seja, a Psicologia não se resume ao estudo do cérebro ou do sistema nervoso, mas sim do comportamento dele decorrente e de outras esferas comportamentais.

Para a Psicologia, o importante é conhecer "como" ocorre o funcionamento do comportamento. O conhecimento sobre o sistema nervoso, molecular ou evolutivo, entre alguns, auxilia a melhor compreender o comportamento, mas não se resume em saber que em um determinado local, dizendo melhor sitio, cerebral ocorre a liberação de moléculas X ou Y.

A Psicologia e a Neurociência, embora estudem objetos semelhantes, diferem-se porque a primeira procura compreender os comportamentos em sua dinâmica, e a segunda procurar compreender sua estrutura. Assim, funcionam como suplementares, em que uma acrescenta à outra seus achados, de modo que nenhuma prescinde da outra.

Com esse desenvolvimento, o comportamento tem sido mais bem compreendido, e muito do que antes era visto como resultado de elucubrações filosóficas foi confirmado, assim como muitas outras observações livres obtiveram melhor entendimento no que concerne ao comportamento.

Certamente a Psicologia e a Neurociência caminham lado a lado, mas não podem ser confundidas. Ou seja, o conhecimento do sistema nervoso é importante e fundamental a Psicologia, bem como a compreensão de como funcionam relacionamentos grupais, intervenientes culturais, crenças individuais, peculiaridades acerca da subjetividade, entre outros aspectos envolvidos em diferentes aspectos do comportamento individual e de massas.

Conhecer o cérebro é uma parte importante, mas não suficiente para se compreender e mudar os comportamentos, uma vez que estes são influenciados também por valores culturais, costumes, reações individuais e sociais. Ocorre certa retroalimentação recíproca entre eles.

A percepção da dor emerge de um sistema sensorial responsável por uma função específica – a preservação da integridade do corpo –, organizada de acordo com uma arquitetura usual e opera de acordo com o que acontece com os demais sistemas sensoriais.

Os estímulos nociceptivos têm em comum proteger o organismo de ameaças à integridade do corpo e para tanto é de sua responsabilidade ativar um conjunto de receptores sensoriais: os nociceptores. Dentro dos sistemas sensoriais, destaca-se uma função específica à nocicepção e que pode ser considerada um sistema de alarme que protege o corpo: a ação de desencadear respostas reflexas e comportamentais cujo propósito é remover a causa e, consequentemente, limitar as consequências.

Assim, embora mais comumente se identifica que a dor seja secundária a uma causa física, apesar de nem sempre essa conexão ser óbvia, essa definição evita ligar fortemente a dor ao seu único estímulo causador nocivo. Também se destaca a estreita interação entre a organicidade da dor e suas consequências emocionais nas reações individuais de cada paciente.

QUAIS SÃO OS OBJETIVOS DA PSICOLOGIA AO SE DEDICAR À DOR?

O objetivo da Psicologia é o estudo do comportamento. Com isso, pode-se dizer que a Psicologia visa a compreender o comportamento para prevê-lo, mudá-lo e criar melhores condições para minimizar os comportamentos disfuncionais.

A Psicologia ocupa-se em estudar o comportamento tanto dos animais quanto do ser humano.

O comportamento, resumidamente, define-se por um ou mais atos ou efeitos do comportar-se; expressão física, verbal ou não verbal de alguém diante de estímulos internos ou externos, sociais ou relacionados a sentimentos ou necessidades íntimas ou a combinação de todos os aspectos citados. Assim, o comportamento é toda e qualquer reação a estímulos.

Diversas condições são fruto de inúmeras interconexões e produzem resultados comportamentais diversos a depender de como são realizadas (Figura 3.8).

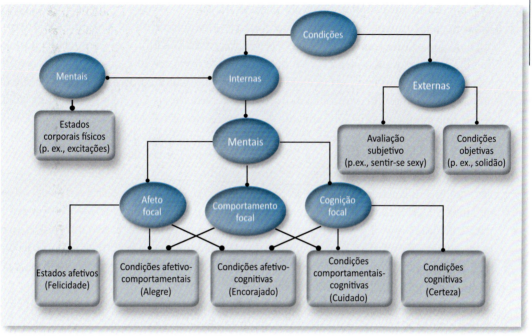

Figura 3.8 Correlação entre diferentes condições do universo psicológico.

PODE-SE DIZER QUE "O PSICOLÓGICO" É INDEPENDENTE "DO BIOLÓGICO"?

É perfeitamente aceito que a dor, especialmente quando crônica, tem dupla dimensão: sensorial e psicológica. A dimensão sensorial representa os componentes biológicos na origem da sensação dolorosa, em que o cérebro assume função de discriminador permitindo distinguir com maior precisão a intensidade, a natureza da agressão, sua duração e sua localização. Já a dimensão psicológica é uma variante individual real e que representa a resposta afetivo-emocional, cognitiva ou comportamental à agressão dolorosa causada pela lesão anatômica aparente, podendo provocar sensações e consequências funcionais bastante díspares ou mesmo opostas em pessoas diferentes. Além disso, um mesmo indivíduo nem sempre reage inequivocamente à dor; sua tolerância pode variar dependendo das circunstâncias de sua vida (p. ex., pode desenvolver resistência excepcional em condições extremas, como em decorrência de ferimentos de guerra ou durante uma partida de futebol).

MECANISMOS GERADORES DE DOR SÃO BIOLÓGICOS OU PSICOLÓGICOS?

Uma dor duradoura e grave pode ser gerada por diferentes mecanismos neurofisiológicos, e é essencial que o profissional de saúde os reconheça perfeitamente bem, porque a boa compreensão e a avaliação precisa resultarão em um tratamento adequado.

Os dados anatomofisiológicos classificam a dor em três tipos, segundo o que estabelece a IASP:

- Dor por estimulação nociceptiva em excesso: são os casos mais frequentes na clínica. Refletem a estimulação anormal, uma excitação dos nociceptores sem prejuízo anatômico do nervo que transmite a sensação dolorosa. Seja qual for a causa inicial (trauma, queimadura, isquemia, infecção, ou outras), ocorre uma reação local ao nível do tecido lesionado, resultando em um exsudato acompanhado de uma liberação maciça de substâncias algogênicas que sensibilizam e ativam diretamente os nociceptores e, assim, algo como que houvesse uma mecanismo de "autossustentação" da dor. Na prática, estão relacionados às dores cancerosas, bem como às lesões teciduais de outras naturezas, tendendo a perpetuar-se (inflamação crônica). Analgésicos anti-inflamatórios atuam nesse tipo de dor bloqueando a liberação de prostaglandinas;
- Dor por estimulação neuropática: é a dor que surge em decorrência de algum dano, lesão ou ameaça ao tecido não neural devido à ativação de nociceptores. O termo é empregado para contrastar com a dor neuropática, sendo utilizado para descrever a dor que ocorre com um sistema nervoso somatossensorial que funciona normalmente, ao contrário do que ocorre com a função anormal observada na dor neuropática;
- Dor nociplástica: surge da nocicepção alterada, apesar de não haver evidência clara de dano tecidual real ou de ameaça que cause a ativação de nociceptores periféricos ou evidência de doença ou lesão do sistema somatossensorial.

A IASP observa ainda que os pacientes podem ter uma combinação de dor nociceptiva e nociplástica.

EXISTE SENSIBILIZAÇÃO DA DOR E SUA DESSENSIBILIZAÇÃO SEM HAVER MUDANÇAS NEUROFISIOLÓGICAS PRIMÁRIAS?

Não. A dessensibilização modulatória deve prever e envolver diversos meios a partir de diferentes vias (*top-down e bottom-up*) para a reorganização funcional. Em outras palavras, toda reação ou ação é fruto de um estímulo inicial, o qual pode ser oriundo do ambiente externo ou interno, como no caso a nocicepção.

Como se observa, há sempre correlatos neurobiolóicos aos processo mentais. E como a dor é um processo aprendido, os tratamentos deveriam visar sua "desaprendizagem", isto é, promover um processo de reorganização da aprendizagem em que os processos visassem à reaprendizagem de comportamentos mal-adaptativos.

Por haver associação substancial entre dor e reorganização cortical somatossensorial primária de regiões motoras do córtex cingulado anterior e a ínsula, estudos têm demonstrado que os piores prognósticos dos tratamentos para dor estão relacionados a qualidade de vida, intensidade e duração da dor e foi negativamente associado com a probabilidade de sucesso unicamente com farmacoterapia. Melhores escores foram obtidos nos casos de associações entre farmacoterapia e tratamentos que visam à reorganização dos condicionamentos comportamentais, ou seja, as terapias psicológicas, por manejarem a aprendizagem implícita e ou explícita.

Adaptações nos circuitos de recompensa são fundamentais para a manutenção da dor patológica, justificando o papel de estratégias terapêuticas que envolvem aspectos sensitivos, afetivos-motivacionais e cognitivo-discriminativos, incluindo condutas psicofarmacológicas, que, quando associadas a terapêuticas de manejo comportamental, auxiliam na reorganização do sistema de recompensa cerebral. É o que ocorre pelo processamento "paralelo" entre padrões comportamentais, psicossociais, cognitivo-discriminativos e afetivo-emocionais ao se reorganizem por meio da aprendizagem contextual.

OS TIPOS DE DOR ESTÃO SEMPRE RELACIONADOS A PROCESSOS PSICOLÓGICOS?

Nem sempre. A dor aguda pode ser definida como a resposta fisiológica normal, respondente a estímulos químicos, térmicos ou mecânicos adversos, e associada a cirurgia, trauma e doença aguda. Já a dor crônica pode ser definida como aquela que se estendeu no tempo sem relação direta com a lesão inicial, classificada pelo tipo (neuropática, nociceptiva ou nociplástica), pela localização (cefaleia, lombar) e por outras características utilizadas para sua descrição.

Para Jensen[1], haveria um processo em que a dor aguda se cronifica, passando por etapas em que se torna complexa.

Além de ser classifica a como aguda e crônica, há outras diferenças importantes no que se refere à dor, conforme apresentado na Figura 3.9.

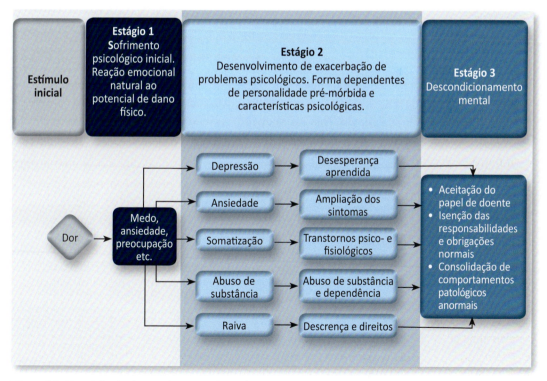

Figura 3.9 Transição da dor aguda para a dor crônica.

As grandes categorias categoriais de dor são definidas conforme apresentado na Tabela 3.1.

Tabela 3.1 Comparativo entre sinais e sintomas de dor aguda e crônica.

Comparativo	Dor aguda	Dor crônica
Função	Alerta/sobrevivência	Incapacitante
Delineação	Precisa	Incerta
Etiologia	Definida	Inúmeras
Reações neurovegetativas	Abundantes	Escassas
Reações neuro-humorais	Moderadas	Intensas
Anormalidades motoras	Variáveis	Marcantes
Problemas psicológicos	Moderadas	Marcantes
Remoção de causa	Eficaz	Insatisfatória
Uso de analgésicos	Eficaz	Ineficaz
Medicação adjuvante	Eventualmente eficaz	Eficaz
Psicoterapia	Eventualmente eficaz	Eficaz
Terapias físicas	Eficaz	Eficaz

Preconiza-se que a dor aguda é de curta duração e que a dor crônica é aquela que se estendeu no tempo além do necessário para a cura da lesão tecidual. Contudo, é preciso compreender que a noção de duração da dor está intimamente relacionada à capacidade do organismo de se reestabelecer quando diante de algum baque ou lesão.

A Tabela 3.2 evidencia que, quando ocorre o controle inadequado da dor aguda, o organismo se desestabiliza.

Tabela 3.2 Controle inadequado da dor aguda: sinais e sintomas.

Sistemas	Consequências
Pulmonar	Espasmos dos músculos respiratórios (imobilização), redução da capacidade vital, atelectasia, hipoxia, aumento do risco de infecção pulmonar
Coagulação	Aumento do risco de trombose
Muscular	Fraqueza e fadiga musculares
Renal	Aumento do risco oligúria e retenção urinária

Da Biologia e da Mente: Caminhos Entrecruzados na Dor | 49

Tabela 3.2 (Cont.) Controle inadequado da dor aguda: sinais e sintomas.	
Sistemas	**Consequências**
Cardiovascular	Taquicardia; hipertensão; aumento do ritmo cardíaco
Gastrintestinal	Íleo pós-operatório
Imunológico	Depressão da função imune
Psicológico	Ansiedade, medo e frustração, resultando em insatisfação, sentimento de impotência e dificuldade para o enfrentamento

A dor, ao se cronificar, assume o papel de doença, pois deixa de ser dependente da presença de uma lesão e passa a ocupar o papel central, tomando para si consequências tanto neurofisiológicas quanto psicológicas.

Com isso, não é a noção de duração da dor, distinguindo-a como aguda ou crônica, que permite identificar a incapacidade do organismo de restaurar suas funções fisiológicas em níveis homeostáticos normais, mas sim a confirmação de seu caráter como processo destrutivo, de doença. E é este processo que deve ser tratado, uma vez que dor em humanos representa "emoção homeostática", ou seja, um alerta para que algo seja feito, pois a alostase se perdeu. Tanto o conceito de homeostase quanto o conceito de resposta de estresse tratam do entendimento dos mecanismos de regulação e ajuste do organismo frente a desafios, demonstrando o quanto estes estão intimamente interligados, uma vez que a função final de todos os mecanismos fisiológicos é a manutenção da homeostase, a qual deve ser compreendida como "a manutenção da estabilidade do meio interno".

REFERÊNCIAS BIBLIOGRÁFICAS

1. Jensen MP, Turk DC. Contributions of psychology to the understanding and treatment of people with chronic pain: Why it matters to ALL psychologists. *American Psychologist.* 2014;*69*(2):105-18

SUGESTÕES DE LEITURA

Grunel H, TolleIn TR. How physical pain interact with psychological pain evidence of a mutual neurobiological basis and pain. In: Carr D, Loeser JD, Morris DB (eds.). Narrative pain and suffering. Seattle: IASP Press; 2005.

Loeser JD, Treede RD. The Kyoto protocol of IASP Basic Pain Terminology. Pain. 2008;137(3):473-7.

Merskey H, Spear FG. Pain, psychological and psychiatric aspects. London: Bailliere, Tindall & Cassell; 1967.

Panksepp J. Affective consciousness: core emotional feelings in animals and humans. Consciousness & Cognition. 2005;14:19-69.

3.2 A DOR PODE SER PSICOLÓGICA? ISSO EXISTE?

A dor pode ser psicológica, e isso não quer dizer que ela não exista.

Justamente por ser mediada pelo cérebro, a dor é sim "coisa da sua cabeça". Mas envolve todo o organismo.

A dor psicológica existe porque, uma vez que o sistema biológico de alerta é ativado, ele se habitua a responder da mesma maneira porque ocorreu condicionamento (aprendizagem) quanto às formas de interpretação do fenômeno e suas reações comportamentais e/ou biológicas.

Tanto o prazer quanto a dor são sensações pelas quais se percebe o mundo. Quanto mais jovem o indivíduo, menos ele consegue descrever detalhadamente suas sensações; assim, identifica menor número de sensações, por ter menor repertório para tanto. Com o transcorrer da vida e das experiências vividas, o arcabouço mental vai se aprimorando e é possível, tendo mais recursos, descrever melhor as sensações, bem como desenvolver melhores meios de enfrentamento do que quando mais jovens. Com a idade, certamente, muitos sistemas do organismo começam a evidenciar seus desgastes, apresentando sintomas que não se manifestavam os mais jovens e agora começam a dar "sinais" do tempo vivido, o que torna alguns indivíduos mais vulneráveis a sentir dores. Porém, a dor não é necessariamente um sinal de fragilidade, e sim um sinal de autocuidado.

Nesse sentido, cabe apoiar-se no que foi estabelecido na Conferência de Kyoto[1], em 2008, em que foi estabelecido que "o processo de codificação e processamento de estímulos nocivos neurais e nocicepção e dor não devem ser confundidos, porque cada uma pode ocorrer sem a outra", a exemplo da dor talâmica, que é uma dor sem nocicepção.

Para Loeser e Melzack[2], "não é a noção de duração da dor que a distingue como aguda ou crônica, mas algo mais importante ainda, a incapacidade de o organismo restaurar suas funções fisiológicas em níveis homeostáticos normais", o que traria à dor a confirmação de seu caráter como processo destrutivo, de doença, o qual que deve ser tratado, uma vez que a dor em humanos é uma "emoção homeostática", ou seja, um alerta para que algo seja feito, pois a alostase se perdeu (Figura 3.10).

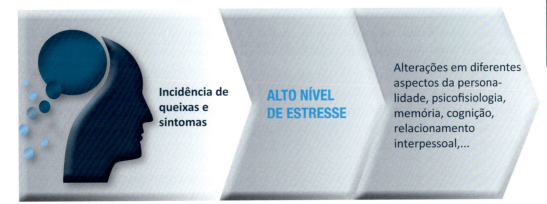

Figura 3.10 Processo de busca de homeostase.

Tanto o conceito de homeostase quanto o conceito de resposta de estresse tratam do entendimento dos mecanismos de regulação e ajuste do organismo frente a desafios, demonstrando o quanto estão intimamente interligados, uma vez que a função final de todos os mecanismos fisiológicos é a manutenção da homeostase, a qual deve ser compreendida como "a manutenção da estabilidade do meio interno".

Ainda de acordo com Loeser e Melzack[2] autor, a dor também é representada pela integração do prosencéfalo, ou encéfalo frontal, responsável pelo controle de funções específicas e elaboradas como temperatura corporal, funções reprodutivas, alimentação, sono e todas as emoções e que convergente de atividade somática que se constitui por ser um sistema hierárquico bem organizado e por ser responsável por facilitar a promoção de busca pelo bem estar e manter a homeostase. É um aspecto da representação da condição fisiológica do corpo (interocepção), ou seja, a dor é um sinal (5º. Sinal Vital), mas que ao assumir caráter destrutivo corrói o organismo[3].

Para Engel[4], a ocorrência de dor psicogênica estaria associada a:

1. Quando as circunstâncias externas não conseguem satisfazer a necessidade inconsciente para sofrer;
2. Uma resposta real, imaginada ou fantasiada de perda;
3. Culpa evocada por intensos sentimentos agressivos ou proibidos.

O conceito de dor psicogênica ainda é tema controverso e muito pouco discutido. O tema psicogênese vem sendo tratado há muito tempo, porém ainda há poucas publicações a respeito. Há solução definitiva para responder à questão do que vem a ser um fenômeno psicogênico? Uma dor psicogênica? Decisivamente ainda não. Portanto, sugere-se muita cautela ao usar este termo.

Com base na definição de dor da IASP, é possível afirmar que a "experiência de dor" pode ocorrer mesmo na ausência de um estímulo nocivo externo ativando o sistema nociceptivo. Alguns autores preconizam que a dor psicogênica é uma dor sem nocicepção.[3]

Em 2001, foi publicado artigo intitulado "Dor psicogênica: mito ou realidade"[5], em que se analisava a questão da dor como aquela em que o psiquismo se constituía como realidade subjetiva. Essa constituição, segundo esse ponto de vista, se constrói como resultado da equação entre a noção da tomada de consciência, maneira pela qual os indivíduos apercebem-se e percebem a vida e o contexto se alia a ela, com base na realidade objetiva associada à realidade biologicamente percebida, de maneira mais inconsciente, e a posição dos eventos contextuais. Desta, depreende-se uma realidade psíquica que é constituída por variáveis objetivas e de uma dimensão chamada de mítica, pois vários processos entram em jogo, como os conteúdos mnêmicos (cognitivos e sensoriais, dentre alguns) e seus efeitos neurobiológicos, além de processos de aprendizagem, como aqueles relacionados à autorregulação (*self-regulation),* os processos atentivos e a variação do processamento sensitivo individual. Com isso, chega-se à noção de que a dor psicogênica é tanto realidade, por ser uma da ordem da realidade psíquica, quanto um mito, por se constituir como uma construção mítica individual, uma vez que a construção da subjetividade não se determina unicamente pela noção biológica da função do organismo.

O termo "dor psicogênica" não faz mais parte, atualmente, de classificações diagnósticas oficiais, como ocorria no passado. Portanto, não é um termo diagnóstico oficial, e talvez venha a ser substituído pelo termo "dor nociplástica".

Comumente, esse termo é utilizado para descrever um fenômeno ou mesmo uma dor que pode ser atribuída aos fatores psicológicos, os quais incluem opiniões, medos, memórias e emoções que conduzem à iniciação ou ao agravamento da dor. Mais recentemente, os manuais diagnósticos têm atribuído a outros quadros nosológicos algo que se assemelharia a esse termo, mas não o descrevendo pormenorizadamente.

Mais recentemente, Khan[5] afirmou que a dor é considerada, em geral, a partir de duas premissas: causada por dano tecidual, também chamada de nociceptiva, e causada por lesão nervosa, chamada de dor neuropática. Contudo, há ainda uma terceira categoria, menos conhecida, que é a dor psicogênica, que se torna parte integrante das classificações em virtude do curso do tempo dos dois primeiros tipos. Trata-se da dor que é afetada por fatores psicológicos.

O autor refere que dor, em geral, é só a focalizada no primeiro, menos comumente no segundo e raramente no último tipo de dor. Por isso, deixar de lado o conceito de dor psicogênica talvez seja o principal fator que induz muitos tratamentos ao fracasso. Deve haver um diagnóstico preciso para que a dor seja bem tratada, pois, para se obter ajuda especializada de um psicólogo qualificado e/ou um psiquiatra, pode ser necessária a seleção mais adequada de pacientes a tratamentos mais específicos.

Quando se fala em dor psicogênica, embora não seja igual às outras dores, pode-se incluir quadros como transtornos somatoformes, transtornos factícios ou mesmo situações de simulações. Nesses casos, todo cuidado é pouco, pois, com exceção em casos de transtorno de simulação, os demais transtornos são condições psicopatológicas que merecem intervenção terapêutica adequada.

Lembrar que qualquer condição de expressão de uma queixa acarreta qual que colabamento na fala do doente/paciente a manifestação de sua dor aliada a outras circunstâncias sua condição vivencial, mesmo que esta esteja carregada de conteúdo obscuros/magnificados ou desviados.

Há tempos, o termo "dor psicogênica" foi estabelecido e consta como definição do American Heritage Medical Dictionary como dor somática que se origina, se acentua ou se perpetua por fatores comportamentais, emocionais e mentais. Também pode ser nomeada como psicalgia.

Há autores que afirmam que, de modo geral, as queixas são relatos que não se assemelham a uma dor ou a manifestações próprias. Embora descritas como dor, estariam relacionadas a mal-estares que podem aparecer, muitas vezes, em pessoas com alguma doença mental, mas mais frequentemente servindo de alerta para a presença de conflitos de relacionamento, decepções, frustrações, tristeza, doenças e outros acontecimentos psicológicos (Figura 3.11)

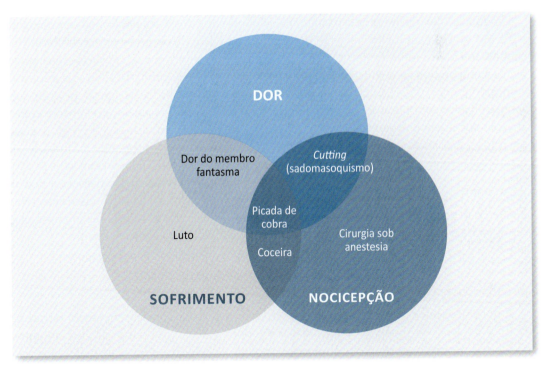

Figura 3.11 Esquematização de condições de dor e sofrimento.

A dor também pode ocorrer como um processo ou estado psicopatológico, como em estado delirante/alucinatório, condições maníaco-depressivas e outras psicoses. A dor de origem psicológica, por sua vez, pode ocorrer em condições conversivas ou hipocondria, quando atribuível especificamente ao processo de pensamento, estado emocional ou personalidade na ausência de uma causa orgânica, delirante ou de um mecanismo de tensão, e são atribuídas pelo paciente a uma causa específica e / ou delirante. Pode estar associada à depressão quando ocorre no decurso de uma doença depressiva (geralmente não precede a depressão e sua causa não é imputável a qualquer outro motivo).

Vuilleumier[6], refere que transtornos de conversão são definidos como decorrentes de sintomas neurológicos sem danos ou lesão orgânica em si, presumivelmente relacionados a vários fatores de estresse emocional, mas os substratos neurais exatos e os mecanismos responsáveis por sua produção de sintomas permanecem mal compreendidos.

Nos últimos 15 anos, novos *insights* têm sido obtidos com o advento dos estudos de neuroimagem funcional em pacientes que sofrem de transtornos de conversão motora e em domínios não motores (p. ex., somatossensorial, visuais) em que poderiam estar situados alguns casos de dor. Vários estudos compararam padrões de ativação cerebral em conversão observados durante a hipnose, quando as perdas funcionais semelhantes podem ser evocadas pela sugestão. O autor propõe a revisão resumindo os últimos resultados e as principais hipóteses neurobiológicas que explicariam os sintomas de conversão em déficit motor, particularmente.

Um modelo emergente aponta para um papel importante do córtex pré-frontal ventromedial (CPFVM ou sigla em inglês vmPFC), do precuneus e talvez de outras estruturas límbicas (incluindo amígdala), todos frequentemente envolvidos em transtornos de conversão hiperativos requisitando através de recrutamento em paralelo áreas motoras primárias e/ou vias sensoriais corticais ou subcorticais (gânglios) em níveis deficientes. Esses achados são apenas parcialmente compartilhados com hipnose, onde predominam aumentos no precuneus, juntamente com a ativação dos sistemas de controle de atenção, mas sem qualquer ativação de CPFVM. Ambos, são regiões-chave para o acesso a representações internas sobre o *Self*, integrando informações de memória e imaginário com relevância afetiva (no CPFVM) e sensorial ou representações de ação agência (no precuneus). Por conseguinte, postula o autor que os déficits de conversão podem resultar de uma alteração das funções sensório-motoras conscientes e da autoconsciência, sob a influência de representações sensitivas e afetivas geradas nessas regiões, que poderiam promover certos padrões de comportamentos em resposta a estados emocionais autorrelevantes.[6]

O que geraria a dor sob condições psicológicas seria a atividade induzida no nociceptor e em rotas nociceptivas por um estímulo nocivo não é a sensação dolorosa e sim a experiência ou a percepção. Essa percepção é sempre um estado psicológico e é mais bem apreciada que sensação.[7]

A dor psicogênica é real, e as sobreposições (*overlappings)* do processamento de estruturas centrais da dor "real" quando comparadas *versus* dor "virtual" - do ponto de vista do observador desinformado, porque um observador só pode se colocar no lugar de quem observa e não de quem vive a dor - mostram que ela pode também ser gerada internamente, em vez de impulsionada pelas entradas aferentes. Não se trata de dor imaginaria ou imaginada. É dor real. Há acionamento de vias nociceptivas.

CONSIDERAÇÕES FINAIS

A dor psicogênica é um conceito útil, de modo que abandonar o termo, talvez considerando a ênfase no termo "cerebrogênico" (neurogênico ou *braingenic*), não seja indicado. Dedicar-se ao seu estudo, considerar sua importância e preservar a atenção sobre como determina-la é dar lugar ao grau de fatores ou processos psicológicos relevantes em algum momento da vida do paciente, e identificar o modo como podem ser alterados ou modificados ao longo do tempo, é um compromisso.

Pode haver dor na ausência de ativação do sistema nociceptivo periférico. A "dor psicogênica" é real, e vivê-la, sobretudo, é "surreal", como disse uma paciente.

REFERÊNCIAS BIBLIOGRÁFICAS

1. Loeser JD, Treede RD. The Kyoto protocol of IASP Basic Pain Terminology. Pain. 2008;137(3):473-7.

2. Loeser JD, Melzack R. Pain: an overview. Lancet. 1999;353(9164):1607-9.

3. Khan TH. Another dimension of pain. Anaesth Pain Intensive Care. 2015;19(1):1-2.

4. Engel GL. Psychogenic pain and the pain prone personality. Am J Med. 1959;26:899-918.

5. Perissinotti DMN. Dor psicogênica: mito ou realidade? http://www.dol.inf.br/Html/ Repensando/DorPsicogenica.pdf Acesso 27 de abril de 2019

6. Vuilleumier P. Brain circuits implicated in psychogenic paralysis in conversion disorders and hypnosis. Neurophysiol Clin. 2014;44(4):323-37.

7. Grunel H, TolleIn TR. How physical pain interact with psychological pain evidence of a mutual neurobiological basis and pain. In: Carr D, Loeser JD, Morris DB (eds.). Narrative pain and suffering. Seattle: IASP Press; 2005.

SUGESTÕES DE LEITURA

Berridge KC, Kringelbach ML. Neuroscience of affect: brain mechanisms of pleasure and displeasure. Curr Opin Neurobiol. 2013;23:294-303.

Bueno-Gómez. Conceptualizing suffering and pain. Philosophy, Ethics, and Humanities in Medicine. 2017;12:7.

Bustan S, Gonzalez-Roldan AM, Kamping S, Brunner M, Löffler M, Flor H et al. Suffering as an independent component of the experience of pain. European Journal of Pain. 2015;19(7):1035-48.

Bustan S, Gonzalez-Roldan AM, Kamping S, Brunner M, Löffler M, Flor H et al. Suffering as an independent component of the experience of pain. 2015;1968:1035-48.

Craig AD. Significance of the insula for the evolution of human awareness of feelings from the body. Ann N Y Acad Sci. 2001;1225:72-82.

Craig, A.D. How do you feel? Interoception: the sense of the physiological condition of the body. Nat.Rev.Neurosci. 2002;3:655-66.

Flor H. Pain has an element of blank-a biobehavioral approach to chronicity. Pain. 2017;158(4): S92-S96

Tsakiris, M. (2017). The multisensory basis of the self: from body to identity to others. Q J Exp Psychol. 2017;70:597-609.

3.3 COMO OS PROCESSOS DE PERSONALIDADE, AFETIVOS E COGNITIVOS SE RELACIONAM COM A DOR?

Não há queixa de dor que não seja comportamental. Todas elas são. Isso não quer dizer que não existam problemas relacionados ao sistema nociceptivo; claro que existem. Mas para que o indivíduo possa se queixar, teve de haver um processo (um trâmite, uma tramitação) que envolve percepção, atenção, afetos, humor, raciocínio, julgamento, autoimagem, imagem corporal, autoconsciência, espacialidade, memória, entre outros, e que chega à ação ou resposta ao estímulo.

Todas essas funções, deve-se lembrar, são frutos do organismo, e não unicamente do cérebro. Certamente o cérebro é considerado a sede dessas funções, mas estão envolvidas inúmeras outras áreas do organismo que dão suporte para que elas se desenvolvam.

O controle modulatório descendente tem sido apontado como o mais efetivo para a reabilitação geral e deve prever o envolvimento de processos de dessensibilização periférica que costumeiramente encontram-se magnificados em decorrência de fatores psicossociais presentes simultaneamente, longitudinalmente ou antecedentes à condição dolorosa e à cronificação.

HÁ RELAÇÃO ENTRE PERSONALIDADE E DOR?

A Psicologia da Personalidade postula que personalidade é a estrutura interna decorrente de fatores biopsicossociais em interação, isto é, em funcionamento dinâmico entre esses diferentes fatores. É composta pelo temperamento e caráter individual que se apoiam na herança biológica e na ação ambiental no desenvolvimento dos indivíduos. O estudo das características e dos traços de personalidade é dirigido para a identificação de habilidades e, consequentemente, não se refere a resultados e qualificativos bons ou ruins, mas à identificação de características e preferências pessoais.

As teorias mais comumente utilizadas no entendimento da personalidade são a Psicanálise, cujos pressupostos aceitam que mecanismos e processos não conscientes dirigem a funcionalidade e o comportamento pessoal; a Teoria Comportamental, que considera o comportamento como reação do indivíduo ao ambiente e postula que a experiência é fator único de conhecimento das respostas da natureza humana; e a Teoria Gestáltica, que estabelece a premissa de que análise das partes não proporciona visão do todo e considera a autorregulação organísmica a única possibilidade para que o organismo esteja em equilíbrio consigo mesmo e com seu meio.

Componentes psicocomportamentais, afetivos, psicossociais e cognitivos corroboram com o agravamento ou apaziguamento dos sintomas. Ao lado destes, aspectos simbólicos e imaginários presentes na composição da síndrome dolorosa intervêm decisivamente sobre o efeito das estratégias curativas, inclusive modificando sua eficácia.

O modelo de crença na saúde tem fornecido subsídios para o manejo da incapacidade em situações nas quais as percepções individuais sofrem influência de fatores como idade, etnia, personalidade, conhecimento e condições socioeconômicas, adicionadas de informações e educação sobre o manejo dos sintomas, refletindo-se na percepção do tratamento. Tais condições são consideradas fatores determinantes de mudança comportamental.

Entre as barreiras às mudanças comportamentais estão benefícios percebidos e determinados por inúmeros fatores, como grau de comprometimento da doença, suscetibilidade percebida, benefícios percebidos para a mudança comportamental, barreiras percebidas para o novo desempenho e motivação no engajamento ao novo comportamento. Assim, qualquer mudança comportamental obedece a critérios pessoais que estão diretamente relacionados a um conjunto ou a uma "montagem" da personalidade, pois as atitudes, as normas subjetivas e o controle de variáveis internas e externas ao indivíduo dirigem-se à intenção de mudança comportamental e, posteriormente, se concretizam em ação comportamental.

HAVERIA, ENTÃO, RELAÇÃO DIRETA ENTRE A AVALIAÇÃO INTERNA NÃO CONSCIENTE E A DOR?

Sim. Quando se conjuga vários aspectos diretamente relacionados como a representação da doença, a representação emocional, a concepção o que o paciente tem de si e das condições naturais e sob o estado de doença estes são fatores decisivos que conduzem à mudança comportamental. Os estímulos dedicados, o investimento e o esforço para mudança do enfrentamento habitual, desde ou conhecimentos das causas e consequências não são determinantes para se atingir um melhor enfrentamento. Muito da ineficácia de alguns procedimentos educativos estão relacionados à diretrizes que somente focalizam a relação causa/controle, evolução da doença e não visam a maneira que o indivíduo se identifica com ela, como já descrito.

POR QUE É IMPORTANTE RESSALTAR O SIGNIFICADO DAS REPRESENTAÇÕES DE DOR PARA MUDANÇA COMPORTAMENTAL?

Evidenciar a representação psíquica que o paciente tem da dor e procurar restabelecer o fortalecimento interno, ou seja, compatibilizar as idealizações e descaracterizar as criações fantasiosas da cronicidade e do sofrimento associadas à situação de dor são os objetos principais do tratamento psicológico, e o mesmo deve ser feito para condições de incapacidade física e psíquica, pois dissociá-las da condição de doença é meta no processo de reabilitação psicológica do paciente com dor, particularmente quando crônica.

O aspecto cognitivo abrange multiplicidade de condições com o empenho de funções estruturais básicas, como memória, raciocínio, atenção e funções executivas, que servem de suporte a todas as operações mentais e à atividade intelectual. Igualmente, o aspecto emocional se refere, de modo geral, aos contratempos da vivência diária, aos eventos traumáticos, à autoestima, à ansiedade, à depressão e à adaptação.

AS EMOÇÕES MODULAM A PERCEPÇÃO DA DOR, AFIRMAM VÁRIOS AUTORES ATUAIS. MAS COMO ENTENDER ISSO?

A relação entre os processos emocionais, cognitivos e afetivos no processamento de episódios dolorosos surge frequentemente na literatura sobre o manejo clínico geral do paciente com dor, mas poucos trabalhos elucidam claramente essa relação.

Para Damásio[1], em publicação de 1994, os sentimentos oferecem "uma olhada para o que acontece em nossa carne". Aproxima a ideia de como uma imagem momentânea obtida por meio da hipnose se justapõe às imagens de outros objetos e situações. Assim, os sentimentos associados modificam a noção compreensiva desses outros objetos e situações. E, pela força dessa justaposição, imagens mentais do corpo aferem qualidades, boas ou ruins, de prazer ou dor, entre outras imagens mentais.

Não se pode conceber que sentimentos e emoções estejam destacados do todo do processamento da vida mental. Assim, considera-se que a emoção é efeito dos afetos sobre a memória, ou seja, o estado (afetivo) presente durante a codificação e/ou recuperação da memória, com caráter reativo, em geral, breve, intenso e circunscrito a um evento ambiental (advindo de condições internas e/ou externas ao organismo) específico. Da mesma forma, os estados de "humor", por sua vez, são concebidos com características mais ou menos estáveis e constantes, tendendo a ser mais abrangentes e não tão vinculados a circunstâncias específicas.

Por fim, o "afeto", termo utilizado para se referir à capacidade de subjetivação, é uma expressão da resposta emocional, isto é, a qualidade e o tônus emocional que acompanham uma ideia ou representação mental, ou, em outras palavras, como componente emocional de uma ideia se alteraria.

Damásio diz ainda que "os estados cerebrais e as respostas corporais são os fatos fundamentais de uma emoção, e os sentimentos conscientes são os babados que adicionaram mais glacê ao bolo emotivo".

Na visão de Panksepp[2], em artigo de 2001, os sentimentos seriam justificados por várias emoções tão prontamente porque são projeções do arcaboço sensório-perceptivo e suas mínimas variações de estímulos ambientais – por exemplo, o modo como alguém olha ou a ento-

Da Biologia e da Mente: Caminhos Entrecruzados na Dor

nação da voz poderiam "enlaçar" o cérebro (mente) e eliciar "tumulto" emocional por meio da modificação de áreas mais profundas do mesencéfalo (interações de substância cinzenta periaqueductal e sistema de ativação reticular talâmico) – poderiam ser facilmente visualizados como componentes de processos básicos emocionais e motivacionais que, por controlarem a atenção e o processamento da informação, bem como a capacidade do sistema nervoso somato-exteroceptivo através das áreas sensório talâmico-neocortical, seriam responsáveis pelo tônus emocional geral, e a neurodinâmica das emoções poderia inundar os sistemas perceptivos determinando que:

1. os princípios da atividade mental são a sua tendência a ser inconsciente, e evolutivamente posteriormente consciente, produzindo e apoiando-se no sistema nervoso e em sua organização;
2. cada impulso primário, se independente ou pertencente a uma emoção primária, se ligaria de forma inata aos sistemas de medo, raiva, alegria e tristeza, de tal modo que, quando confrontado com seu oposto, tenderia a despertar raiva; quando satisfeito, alegria; quando frustrado, tristeza; e quando na tentativa de prevenir-se através da antecipação, frustração e temor. Esses sistemas, de maneira semelhante, estariam interligados;
3. toda atividade intelectual e processos voluntários são extraídos do sistema a partir de algum impulso, emoção ou sentimento, e subordinados a seu fim

A personalidade, então, quando considerada como a maneira da manifestação do Eu germinaria de áreas primitivas do cérebro de onde os sistemas emocionais básicos inter-relacionam-se com representações neurais básicas do organismo e com o desenvolvimento posterior de componentes adicionais psicológicos e neurais seriam adicionados (Figura 3.12).

Quando alguém fala que sente dor pode estar se referindo a inúmeras coisas, pois a palavra "dor" assume diversos significados, dependendo do que se quer dizer. E, teoricamente, já está descrito que dor é um conceito que exprime diferentes versões a depender do que se tem em mente.

A dor sempre é uma manifestação que se constitui a partir de um impulso e é comunicada por meio de uma linguagem, seja ela verbal, ou seja ela gestual, não verbal. Há diferentes meios de se veicular uma queixa.

A incapacidade de se comunicar verbalmente bem não significa que uma pessoa não esteja sentindo dor. Pacientes com dificuldade de comunicação devido a comprometimento cognitivo, por exemplo, podem sofrer dor e precisam ser avaliados. Os cuidadores têm dificuldade em saber quando esses pacientes sentem dor e quando estão sentindo alívio.

Concentrar as atenções no conceito de que dor é o que o "sujeito diz que sente", dor como "experiência subjetiva", é a maneira de se respeitar a individualidade das queixas.

A fala e as expressões comportamentais, como as faciais e as atitudes de evitação, são os meios pelos quais alguém demonstra o que está sentindo.

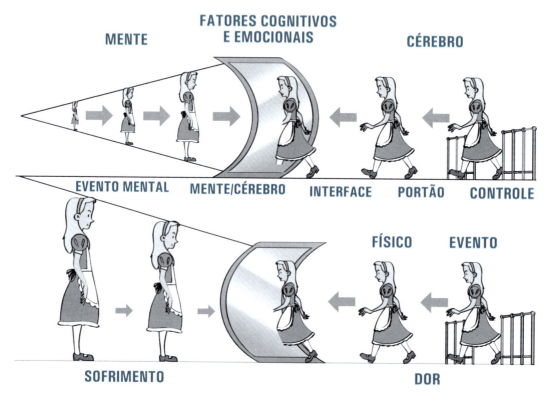

Figura 3.12 Adaptada de Tiengo, 2003.[3]

Mais comumente as queixas de dor são verbais. A expressão verbal é um modo pelo qual a comunicação com o meio externo se efetiva para os seres humanos. A linguagem verbal é aquela expressa por meio de palavras (escritas ou faladas) são signos que podem ser verbalizados oralmente ou transcritos, mas podem ser constituídos de signos através da linguagem náoverbal que utiliza signos visuais para ser efetivada.

Os signos são elementos representativos que apresentam dois aspectos: o significado e o significante. Isto é, há uma relação entre o signo e o significado, sendo este o conceito, a ideia transmitida pelo signo, a parte abstrata dele que, acrescida de significado, forma uma imagem sonora, a parte concreta do signo, suas letras e seus fonemas utilizados na expressão verbal. Sempre os signos de linguagem estão baseados, assentados, em vivências passadas e são construídos a partir das experiências culturais e pessoais. Eles têm e veiculam conteúdos dependentes do que o indivíduo constituiu individual e idiossincrasicamente, o que na psicanálise recebe (adota) o nome de sujeito, sujeito do desejo, com representações e conteúdos próprios.

Focar a atenção naquilo que "o sujeito diz que sente" é concentrar-se em sua experiência particular, que envolve a sensação real, o seu conhecimento sobre a dor e o aspecto emocional dela.

A queixa objetiva nunca será encontrada na fala do paciente, pois induzi-lo a relatar sua dor (queixa) de maneira que se possa objetivá-la é um exercício do profissional somente. Para tanto, há que se dedicar ao exercício do manejo de entrevistas, nas quais há de haver o estabelecimento de bom *rapport* para que se estabeleça uma boa relação profissional-paciente e se possa depreender do que o paciente fala, o que ele quer dizer. Assim, retoma-se a ideia de que há funções diferentes entre o que é percebido e o que é sentido.

Não há, portanto, um padrão único de referência, embora existam padrões comuns entre os quais a experiência subjetiva é comunicada.

"HÁ COMO QUE UM CORPO VIRTUAL ALÉM DE UM CORPO BIOLÓGICO", OUVI ISSO DE UMA PSICÓLOGA. O QUE QUER DIZER?

Ao lado do corpo biológico, há outras concepções de corpo como aquele que trabalha na psicanálise se conhece como corpo erógeno, ou a noção de corpo em que Freud se baseou para fundamentar seus estudos sobre afasia e histeria, cujo desenvolvimento absorve uma gama de maneiras compreender a dor e o sofrimento como interpretações subjetivas.

A noção do Eu, "eu tenho dor" ou "eu sou dor", se relaciona a diversos sistemas emocionais, criando experiências afetivas que interagem com a estrutura do Eu e são disseminadas. Seu epicentro recebe reverberações do sistema de prazer e desprazer, manifestações que expressam diferentes reações durante a vida.

As bases neurais do "corpo virtual" permitem que haja interações entre estímulos externos, como percepções simples, e valores internos ou estados emocionais, com representações motoras coerentes e estáveis do organismo.

Os sentimentos refletem distintos tipos de disposição para a ação que permeabilizam em extensões da dinâmica do Eu (Figura 3.13).

Há estreita relação entre os instintos e a disposição para a ação. Enquanto os afetos motivacionais estão mais ligados ao sistema perceptivo, no caso dos pacientes com dor crônica eles se relacionam aos aspectos simbólicos e imaginários presentes na composição da síndrome dolorosa que intervêm decisivamente sobre o efeito das estratégias curativas, inclusive modificando sua eficácia.

Sabe-se, atualmente, que a função do organismo não se resume aos seus órgãos em separado, isto é, a função do "olhar" e a do "ver" não se confundem com a função dos órgãos do sistema visual. A função de um órgão não se reduz à sua função biológica. Assim, pode-se dizer que a função do organismo ou de um órgão, como o olho, por exemplo, tem a função de apreender estímulos da realidade que o cerca; contudo, o olhar é o meio pelo qual, em condições habituais, observar o mundo ao seu redor, o outro, o meio ambiente e o meio social e o modo pelo qual se identifica como seu entorno funciona. As condições "ambientais" estão, então, relacionadas com o que se olha e o que se vê. O que se olha e o que se vê assumem diferentes conotações; dependendo de certas dimensões, denotam diferentes atributos.

O **sentido conotativo** é também conhecido como sentido figurado. O **sentido denotativo** é também conhecido como sentido próprio ou literal. E, a dependender das circunstâncias, um mes-

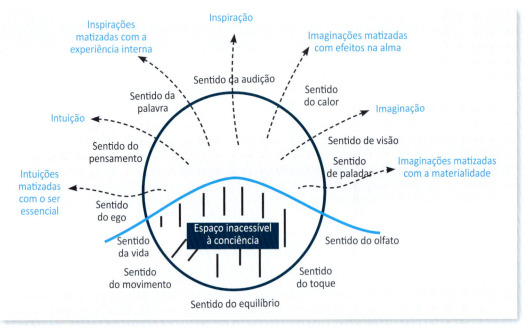

Figura 3.13 Diferentes sentidos do Eu.

mo fato pode ter diferentes versões para um mesmo indivíduo, influenciado pela maneira como este manifestará suas relações com o ambiente. Esse processo apreende e induz a que diferentes atributos dependendo como o fato ocorreu, a depender de sua interpretação momentânea e como ocorreu a de internalização e sua reação. É um processo dependente de como o processo cognitivo da percepção se desenvolveu, seja como o processamento (incluindo-se aqui a velocidade de processamento do processo atentivo cognitivo), ou de como ocorreu a influência do processamento afetivo diante do processamento perceptivo. Todos esses processos estão intimamente relacionados e em ininterrupto movimento de retroalimentação biopsicosocial, vale lembrar.

Qualquer indivíduo é capaz de olhar além do que é visível, de apreender através dos órgãos dos sentidos, muito além do que é a realidade objetiva. Com isso, os indivíduos podem construir (e constroem) inferências que serão "testadas", confirmando ou não a realidade objetiva. Como consequência, têm-se os processos já tão comentados, mas ainda pouco conhecidos nas teorias psicológicas, como transferência, identificação projetiva e projeção, entre outros.

A representação corporal, definida como "corpo virtual", é uma entidade coerente com o conceito de Eu, ou *Self*, que na versão freudiana representa o Ego primitivo, e para a neurociência é derivaria de áreas centro-mediais do tronco cerebral (substância cinzenta periaqueductal e zonas colicular e tegmentar) e sobredetermina qualquer interpretação cognitiva. Todavia, sua influência se dissemina amplamente por todo o encéfalo por vias diretas e indiretas. Assim, essa noção de "corpo virtual" não se confunde com o conceito de esquema corporal, amplamente estudado tanto de maneira geral quanto em pacientes com dor, importante para a compreensão de como as representações mentais atuam no contexto do tratamento da dor (Figura 3.14).

Da Biologia e da Mente: Caminhos Entrecruzados na Dor

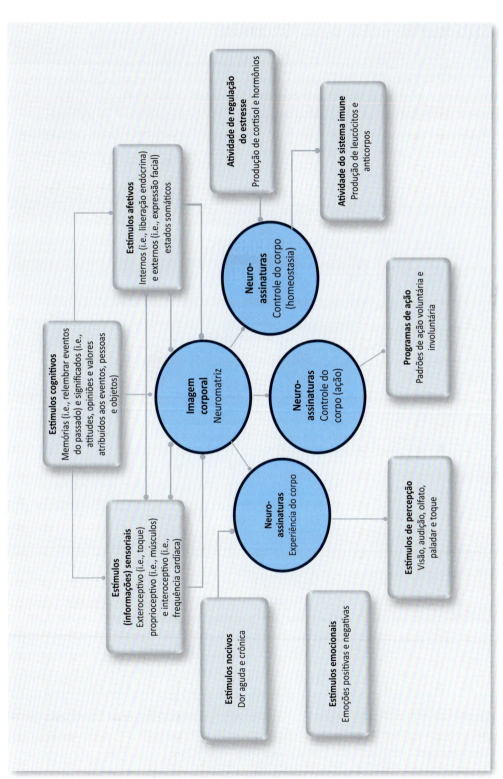

Figura 3.14 Representação esquemática das areas corticais.[4]

PROCESSOS MENTAIS E DOR. COMO FUNCIONAM?

A dor pode afetar as redes cognitivas ao longo do tempo e, quando aguda, pode desencadear a remodelação neural a longo prazo, causando dificuldades mentais. Quando crônica, a dor está ligada a mudanças no volume cortical e na organização cererbal geral. Em ambas as situações a dor é codificada no córtex pré-frontal, onde os mecanismos de interpretação e enfrentamento são finalizados. A capacidade de autorregulação de pensamentos, sentimentos e comportamentos depende muito das funções executivas, que podem estar prejudicadas devido à dor.

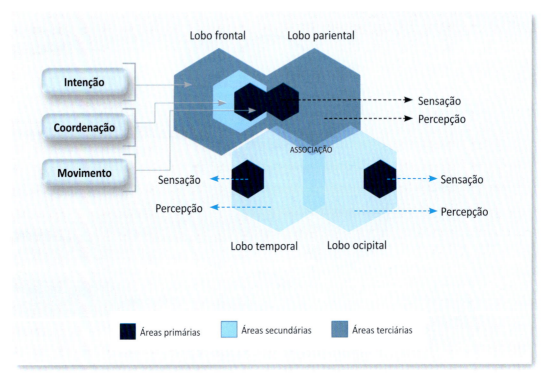

Figura 3.15 Representação esquemática de processos mentais e ação.

A integração da atividade de várias áreas cerebrais compostas de intenção, coordenação e movimento alia-se a processos mentais que resultam na realização da ação. Portanto, não se pode imaginar que um único local é responsável por uma única atividade. Para que uma ação seja realizada, é necessário um processo coordenado entre diferentes áreas e atividades corticais (Figura 3.15), subcorticais e periféricas em sintonia com as demais áreas do organismo.

Para que a dor tenha alguma utilidade – finalidade – é preciso haver um processo que a anule, que desvie a atenção e outras preocupações atuais, por isso, é muito importante que as regiões corticais dediquem ao melhor processamento da dor.

Em lesões musculoesqueléticas agudas, a dor têm o potencial de interromper discretamente a função cognitiva, o que pode ocorrer tanto devido à quantidade compartilhada de recursos neurais no cérebro quanto pelo mecanismo adaptativo que faz com que processos de atenção, velocidade de processamento e lentificação da velocidade psicomotora sejam reduzidos em caso de dor. Contudo, ainda não está claro se existe uma determinada intensidade de dor ou carga cognitiva necessária para haver esses efeitos.

A literatura sugere que mesmo um episódio de dor aguda pode desencadear uma cascata de remodelação neural a longo prazo, além do sofrimento psicológico, o que indica que, embora a dor seja tipicamente classificada como aguda ou crônica, há muitas ligações entre elas. A fim de explicar melhor a ideia, as lesões em atletas, em geral, também pode produzir discreto grau de ruptura do alguns processos cognitivos. Por conseguinte, deve ser evitada uma interpretação estreita de resultados de testes neuropsicológicos em um contexto como o de concussão esportiva isoladamente.

Atualmente, o que se sabe é que na dor musculoesquelética aguda ocorre certa lentificação da memória de trabalho, capacidade de aquisição de novos repertórios verbais e alteração do foco atentivo. E, se não bem identificada as condições circundantes pode-se incorrer em erro de julgamento.

CONSIDERAÇÕES FINAIS

Considerando que a dor não é uma particularidade de uma única função, cabe difundir seus conceitos para que o alívio seja alcançado o mais brevemente possível. Nesse sentido, os conceitos psicológicos sobre personalidade, processos mentais e cognitivos, assim como os afetos, ou processo afetivos, têm papel fundamental no desenvolvimento da dor, em sua cronificação e, consequentemente, no seu tratamento.

REFERÊNCIAS BIBLIOGRÁFICAS

1. Damasio AR. Descartes' error: emotion, reason, and the human brain. New York: G.P. Putnam; 1994.

2. Panksepp J. The neuro-evolutionary cusp between emotions and cognitions implications for understanding consciousness and the emergence of a unified mind science. Evolution and Cognition. 2001;7(2):141-63.

3. Tiengo M. Pain perception, brain and consciousness. Neurol Sci. 2003;24:S76-9.

4. Riva G. Embodied medicine: what human-computer confluence can offer to health care. In: Gaggioli A, Ferscha A, Riva G, Dunne S Viaud-Delmon I (eds.). Human computer confluence: transforming human experience through symbiotic technologies. Warsaw: De Gruyter Open; 2016.

SUGESTÕES DE LEITURA

Apkarian AV, Sosa Y, Krauss BR, Thomas PS, Fredrickson BE, Levy RE et al. Chronic pain patients are impaired on an emotional decision-making task. Pain. 2004;108:129-36.

Pally R. O processamento das emoções: a conexão mente-corpo. Livro anual de psicanálise. 2000, Tomo 14.

Panksepp J, Biven L. The archaeology of mind: neuroevolutionary origins of human emotion. New York: W. W. Norton & Company; 2012.

Phillips K, Clauw DJ. Central pain mechanisms in chronic pain states–maybe it is all in their head. Best Pract Res Clin Rheumato. 2011;25:141-54.

Preston C, Ehrsson HH. Illusory changes in body size modulate body satisfaction in a way that is related to non-clinical eating disorder psychopathology. PloS One. 2014;9:e85773.

3.4 O QUE É SAÚDE MENTAL? E O QUE É NÃO TER DOENÇA MENTAL ESPECIALMENTE QUANDO SE TEM DOR?

Alguém que tenha dor crônica tem problemas de saúde mental?

Alguns pontos que podem possibilitar uma melhor compreensão sobre o tema serão apresentados a seguir.

Os conceitos de saúde mental, assim como os de doença mental, sobretudo por serem muito pouco divulgados, são pouco conhecidos, o que propicia o desenvolvimento de concepções errôneas e, principalmente, de preconceitos desnecessários.

Começando pelo conceito do que é "mental", entende-se, em sentido amplo, tudo o que se refere à mente.

A mente é uma função, ou seja, uma atividade natural ou característica relacionada a um órgão ou aparelho que cumpre uma "obrigação" e desempenha um papel. Como exemplo, pode-se pensar na função matemática, quando um número deixa de ter caráter quantitativo de correspondência unívoca para representar uma outra coisa que não o numeral, passando a representar e desempenhar um papel diante de uma circunstância, se considerada a teoria dos conjuntos. Ou seja, o número de elementos de um conjunto não indica meros numerais, mas representativos de condição que assumem um significado diante ou em relação a uma condição. Cabe lembrar que, por exemplo, o que foi representada pela teoria dos em que o número de elementos de um grupo A em relação ao de um grupo B, isto é, em função do grupo B, significa X; assim, em todas as ocasiões em que A estiver em relação a B, estará presente o mesmo significado: X.

Essa expressão refere-se a uma lei, a da correspondência (relação) entre os elementos do grupo e as funções matemáticas, as quais são agrupadas em categorias e subcategorias, entre as quais se destacam as funções trigonométrica, exponencial, logarítmica, polinomial, entre inúmeras outras. O mesmo ocorre com relação às funções mentais, que são agrupadas por categorias e subcategorias que se organizam para representar alguma coisa.

A mente, então, é uma função; por isso, não pode ser tomada em si mesma senão como uma "lei" que expressa (lei de correspondência) o que ocorre em vários níveis de atividade de diferentes estruturas e de funcionamento de diferentes órgãos do corpo humano. Para alguns autores, há mente em todas espécies, mas essa questão foge ao escopo do capítulo.

A mente é uma expressão, um "método de trabalho deliberado"; como diz Henrique Del Nero, neurocientista brasileiro que publicou o "O Sítio da Mente", em 1997 e que ela é um "jeitão" de funcionar e de organizar diferentes atividades que o cérebro (e outros órgãos) produz e que capacita os indivíduos a desempenhar inúmeras atividades e a agir. Assim, "mental" diz respeito a um "método", ou, em outras palavras, é um processo com uma certa lógica, uma sistemática, cuja expressão, ou meio de fazer as coisas, pode ser observada porque está organizada de maneira a obedecer uma determinada maneira de apresentação.

O QUE É O MENTAL E O QUE É O PSICOLÓGICO?

O fator psicológico é um conceito definido como próximo ao conceito de mente. Porém, mais amplo por admitir como participantes também os aspectos psicossociais, relacionais autoimagem, autocuidado e sexualidade e ambientais, dentre alguns outros. E, para o momento, será considerada como correlato do conceito de mente.

A mente é função do organismo como um todo; contudo, desde a Antiguidade, sabe-se que o cérebro é sua sede, embora vários outros órgãos – se não todos – contribuam para que sua atividade chegue a bom termo.

O cérebro é reconhecido como a sede da mente, correspondente e exercendo especial participação. Para facilitar a compreensão, pode-se pensar no que ocorre na digestão, que envolve o estômago e demais órgãos do aparelho digestório. O mesmo ocorre com a mente. Certamente a digestão não se resume ao estômago, mas o órgão é parte importante do processo digestivo. Para que a função ocorra, é necessário que outras funções e órgãos, como as vias biliares e intestinais, participem satisfatoriamente. O cérebro, então, é parte integrante fundamental do processamento mental, mas não se resume a ele. Portanto, a mente é uma função "sediada" no cérebro (de acordo com o que se sabe até o momento) que trabalha em conjunto com muitos outros órgãos e também com as condições de aprendizagem, genética, relacionais e sociais, além dos demais sistemas corporais. Assim como a digestão, a mente depende também de hábitos culturais, aprendizagem e herança genética. Todos esses são elementos que participam da mesma equação. Assim, a mente não é unicamente biológica, mas baseia-se na biologia tanto quanto se baseia na história individual, coletiva e cultural em que o indivíduo está inserido.

Para que a mente pudesse ser mais bem estudada, foi subdividida e classificada didaticamente em processos, o que não significa que cada processo esteja ou seja determinado independentemente, uma vez que nenhum dos processos descritos a seguir funciona sem os demais. É necessário, para sua melhor compreensão, analisá-los em sua complexidade global.

Entre os processos mentais, têm-se os cognitivos, os emocionais e os conativos. A mente se efetua ou se efetiva através deles. Tais processos se constituem desde o nascimento (quiçá até antes) e estruturam a vida psíquica dos indivíduos; todavia, são estruturados por ela também, permitindo conhecer o mundo, relacionar-se com ele e agir sobre as realidades física e social (Figura 3.16).

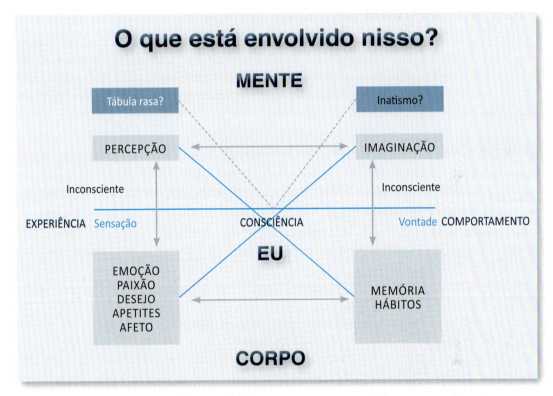

Figura 3.16 Complexidade de variáveis envolvidas no processamento mental e no comportamento.

Entre os processos cognitivos, estão funções como linguagem, percepção, raciocínio, atenção, memória, inteligência, consciência, destreza motora, produtividade e outras funções executivas. Com o advento da neuropsicologia e das neurociências cognitivas, essas funções têm sido mais divulgadas recentemente, mas sempre foram (e ainda são) o cerne da Psicologia – desde que se tornou uma ciência (ver literatura disponível em bases de dados sobre Willhem Wundt), independente da Filosofia.

Os processos emocionais dizem respeito às funções do "sentir", e não se resumem às sensações corporais; eles as englobam, uma vez que são caracterizadas pela subjetividade e correspondentes às vivências de prazer e desprazer relacionadas com as interpretações das interações com pessoas, objetos e ideias. Estão associados ao "como o indivíduo sente", como descrevem as peculiaridades que sentem. Integram a maneira como cada indivíduo percebe e interpreta o que vive.

A emoção é a unidade desse processo, sendo ela basilar, subjetiva, temporária e súbita, enquanto sua interpretação, embora se caracterize por estar ser característica universal o ser humano por ocorrer em todos os indivíduos. É desencadeada por alguns elementos internos dos indivíduos, um objeto externo ou uma situação ou acontecimento, e acompanhada ou precedida de reações somáticas (glandulares, musculares, respiratórias e vasomotoras) e expressões físicas. Ao longo do tempo, condiciona e é condicionada também por relações interpessoais, o que significa que o modo como se efetivam as relações e vínculos é determinado pelos processos emocionais.

Na maioria das vezes, as pessoas têm dificuldades em identificar suas reações emocionais, mas é comum apoiarem-se nas reações fisionômicas explícitas ou subliminares ou em nuances do tom de voz para orientarem seu comportamento social. De maneira geral, tais nuances são interpretadas de acordo com o conteúdo do repertório pregresso e age-se com base mais em interpretações do que naquilo que de fato ocorre.

As emoções são classificadas como primárias e secundárias: as primeiras são universais e partilhadas por todos os indivíduos de todas as culturas, como alegria, tristeza, ira, medo, espanto, surpresa, nojo e repugnância; enquanto as secundárias estão associadas a relações sociais, aspectos socioculturais e aprendizagem, sendo muito significativas para as vivências, como vergonha, ciúme, culpa e orgulho, entre outras.

Os processos conativos que são constituídos por funções dizem respeito ao "fazer". Expressam-se em ações e comportamentos que correspondem à dimensão intencional, vontade/volição (Figura 3.17).

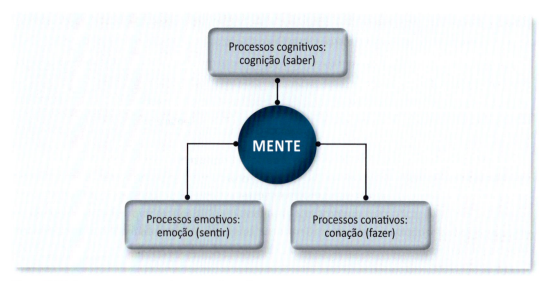

Figura 3.17 Processos entre o saber, o sentir e o fazer.

A conação e a motivação ligam-se à execução de uma ação que induz os indivíduos a adotarem determinados comportamentos. São processos que respondem sobre "por que ajo?" e implicam consciência, esforço, desejo e vontade, ainda que não sejam equivalentes à ação propriamente dita, ou àquilo que é observado do comportamento, mas a uma disposição interna para o agir.

Para estabelecer o que é saúde mental, devem ser consideradas pelo menos quatro concepções sobre o conceito de "normalidade": a biológica, a sociocultural, a estatística e a individual.

A normalidade biológica diz respeito ao funcionamento dos processos orgânicos, dos sistemas micro e macrobiológicos. "Como meu corpo funciona". Há transtornos mentais relacionados a processos biológicos descompensados, isso quer dizer que condições hormonais, expressões gênicas ou da atividade dos receptores sinápticos, entre outras, entram em jogo na manutenção da saúde mental.

A normalidade sociocultural diz respeito a como cada pessoa ou grupo lida ou maneja a inclusão social ou o pertencimento e como são suas reações aos usos e costumes de outro indivíduo ou grupo social. Identifica-se esse conceito particularmente nos processos de adaptação cultural a novos ambientes e valores, o que para alguns é uma tarefa muito facilmente manejada, mas para outros indivíduos é uma adaptação bastante complicada, que pode até não ocorrer durante toda a vida.

Cabe lembrar do sentimento de melancolia paralisante, mimetizando estados de catatonia, decorrente da dificuldade adaptativa a um novo ambiente, mais recentemente observado em adolescentes refugiados na Suécia, com síndrome da resignação ou do estado de bando, como observado em alguns escravos ao virem para o Brasil. Esse fenômeno não é recente e em muitas situações os indivíduos acabam se relacionando em grupos fechados com organização própria como única maneira de enfrentamento das adversidades. Há transtornos mentais relacionados a processos socioculturais descompensados.

A noção de normalidade estatística, talvez a mais difundida atualmente, é aquela em que vários cálculos foram e estão sendo desenvolvidos com o objetivo de determinar se um conjunto de dados de uma variável (aleatória ou sistemática) ocorre e em quais condições. Calcula-se, assim, a probabilidade de a variável acontecer ao longo do tempo, quais são suas características e como é sua distribuição, visando à seleção de modelos. No geral, os dados quantitativos são úteis para que organizar e planejar estratégias de enfrentamento individuais ou coletivas. As características são consideradas, em termos de médias, associando-se certos intervalos de tolerância caracterizadores que, por sua vez, apontam para as exceções da variação de uma norma. Há transtornos mentais relacionados a alterações das médias estatísticas descompensadas. Os manuais estatísticos de doenças mentais, como o DSM, geralmente retratam essa abordagem.

A normalidade individual diz respeito a como cada indivíduo, ao longo do tempo, se conhece e se reconhece e como passa a não reconhecer em si mesmo alguma característica que lhe é particular (privada) e habitual. Está relacionada à sensação de algo comum, tradicional, clássico, peculiar em seu modo de agir, conviver e se relacionar com outros ou com o mundo das coisas ao seu redor. É a sensação de que algo é designado pelo estado habitual de funcionamento, seja relacionado ao funcionamento corporal dos órgãos internos, seja sociocultural. Envolve a propriocepção, mas não se resume ela, incluindo-se aqui a noção de autoimagem,

imagem de si, Eu, *Self* e autoconceito. Embora sejam denominações diferentes, expressam um fenômeno comum, que é a maneira que o indivíduo percebe e atribui valores à realidade que o cerca, como identifica e atribui significados a ela. É um conceito formado ao longo da vida à medida que os relacionamentos interpessoais e com o ambiente se sucedem. É dinâmico, mas tem função estabilizadora, e compõe o panorama da imagem daquilo que se julga ser. Por fim, a normalidade individual se traduz em um sentimento de segurança na vida, um sentimento de autonomia e capacidade de exercer escolhas, marcado pelo "o que Eu sou".

A concepção de saúde mental não se resume a somente uma das acepções de normalidade, nem a um único processo, pois o "normal" está sempre referido e é relativo a um referencial, devendo ser compreendido sob o ponto de vista em questão. Para dizer se algo está ou não dentro da norma, é necessário que especificar claramente a que se refere.

A saúde mental é, portanto, mais do que uma simples condição. É um estado particular e, às vezes, privado.

"Ter" saúde mental é ser capaz de se adaptar às exigências do meio, de criar e seguir novas normas de vida, já que se define como normal o indivíduo que vive em meio a flutuações e novos acontecimentos e, apesar disso, mantém-se razoavelmente estável. A complexidade de conceitos entre o que é ser normal ou estar doente mentalmente não se limita à vida fisiológica e vegetativa, embora esteja já consagrado que toda vida mental está assentada na biologia (ou porque tem sua origem, ou porque a determina) e na fisiologia.

Pode-se citar como exemplo o astigmatismo, a depender do grau ou da intensidade, poderia ser considerado normal para alguém que vive em uma sociedade agrícola, mas patológico para alguém que se propõe a exercer uma atividade profissional na marinha ou na aviação.

Para se considerar o que é "normal" e identificar o patológico, é necessário compreender o conceito de equilíbrio e adaptabilidade. É preciso entender o meio externo, como ocorre o "método de trabalho", a maneira como o organismo (ou suas partes) efetiva suas tarefas e habilidades. Se "normal" fosse não ter doença, o ser humano teria de chegar a um estado muito provavelmente inacessível.

Para Freud, o estado de saúde mental está relacionado à capacidade de trabalhar e amar. Ter a capacidade e exercê-la. Ter a capacidade e exercer o "ser produtivo" para si mesmo e para o mundo. Ser "produtivo" afetivamente, estabelecendo relações satisfatórias, seja com relação ao amor por um ente (ou entes) querido(s), seja adotando condutas de amor e "trabalhando" ativamente com respeito aos semelhantes e sendo solidário socialmente.

Uma pessoa que tem dor, particularmente a crônica, e que exerce sua capacidade de adaptar-se às exigências do meio, se for capaz manter-se criando e seguindo novas normas de vida – já que o "normal" é adaptar-se sem demasiado sofrimento mesmo em um meio onde flutuações e novos acontecimentos ocorrem, mantendo e efetivando sua capacidade produtiva para amar e trabalhar – poderia sim ser considerada mentalmente saudável, apesar da dor. O problema é que é muito difícil manter essa condição diante de um evento tão devastador e desestabilizador como é a dor (Figura 3.18).

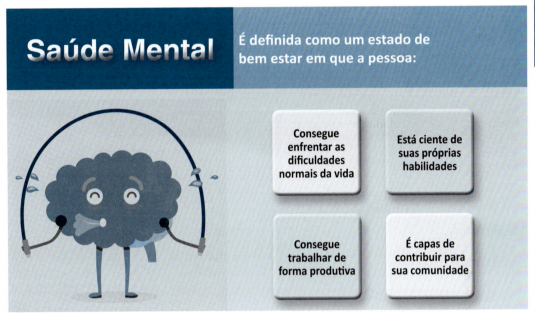

Figura 3.18 Esquema proposto pela Organização Mundial de Saúde para definir saúde mental.

O QUE É INCAPACIDADE?

Está bem estabelecido que a incapacidade é resultante e gerada por diversas condições, e, no caso da experiência relacionada à dor crônica, tem sido considerada muito mais devastadora do que quando se avalia isoladamente sua intensidade ou a duração dos sintomas. Isso porque uma vez que há cronificação, esta se relaciona à sensibilização central e às experiências decorrentes da interrupção, da interferências e da mudança da qualidade de vida, o que induz a alterações globais que se fixam na memória, determinando os efeitos da percepção do sofrimento vivido.

A incapacidade física está diretamente relacionada a humores e expectativas negativas, catastrofização, uso exagerado dos serviços de assistência à saúde e demais eventos adversos, como transtornos do uso de substâncias licitas e ilícitas, alterações do ritmo do sono, distorções cognitivas e falta de energia, também característicos de condição depressiva e outros quadros, bem como resposta ao estresse ou mesmo dificuldade adaptativa induzida ou decorrentes de toxicidade do cortisol, atrofia hipocampal e mudanças cognitivas, devendo ser priorizados nos esquemas terapêuticos.

Componentes da incapacidade são impostos pelas limitações físicas e associam-se a determinantes comportamentais, além de modificarem padrões vivenciais. Assim, é mandatório priorizar medidas que reduzam o impacto da incapacidade e melhorem desempenho das atividades diárias, dos relacionamentos interpessoais e com entes próximos, por serem fatores de vulnerabilidade e resiliência e enfatizarem a associação de processos psicológicos e neurobiológicos envolvidos com recompensa, motivação e aprendizado (Figura 3.19).

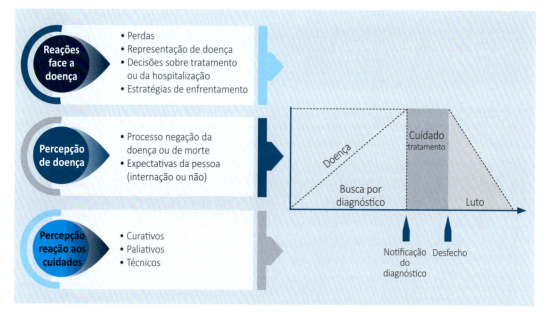

Figura 3.19 Reações frente à doença e suas relações com a percepção e autocuidado.

CONSIDERAÇÕES FINAIS

Dor e saúde mental são temas muito desafiadores tanto para a equipe de profissionais que trabalham com dor quando para os pacientes que sofrem com ela.

Disseminar o conceito de saúde mental se faz necessário porque ainda hoje muitas dúvidas existem e, se persistirem, aqueles que necessitam de assistência podem não receber o devido tratamento ou a assistência adequada.

No universo da dor há um limite tênue entre o ser mentalmente saudável, apesar da dor, e o psicopatológico, que induz a desnecessário sofrimento.

SUGESTÕES DE LEITURA

Barry DT, Pilver CE, Hoff RA, Potenza MN. Pain interference and incident mood, anxiety, and substance-use disorders: findings from a representative sample of men and women in the general population. J Psychiatr Res. 2013;47:1658-64.

Börsbo B, Peolsson M, Gerdle B. The complex interplay between pain intensity, depression, anxiety and catastrophising with respect to quality of life and disability. Disabil Rehabil. 2009;31(19):1605-13.

Collins PY, Patel V, Joestl SS, March D, Insel TR, Daar AS et al. Grand challenges in global mental health. Nature. 2011;475:27-30.

Craig KD. Social modeling influences on pain. In: Sternbach RA (ed.). The psychology of pain. New York: Raven Press; 1978.

Dersh J, Polatin PB, Gatchel RJ. Chronic pain and psychopathology: research findings and theoretical considerations. Psychosomatic Medicine. 2002;64:773-86.

Gureje O, Von Korff M, Kola L, Demyttenaere K, He Y et al. The relation between multiple pains and mental disorders: results from the World Mental Health Surveys. Pain 2008;135:82-91.

Institute of Medicine (US). Committee on Advancing Pain Research Care and Education: pain as a public health challenge. In: Relieving pain in America: a blueprint for transforming prevention, care, education, and research. Washington: National Academies Press; 2011.

capítulo 4

José Aparecido da Silva
Dirce Maria Navas Perissinotti
Jamir Sardá Júnior

Avaliação da Dor e de Quem Tem Dor

Inicialmente, é importante elucidar alguns pontos:

- A avaliação da dor não é uma avaliação psicológica do paciente com dor. São avaliações muito diferentes e cada uma obedece a objetivos, princípios, fundamentos, técnicas e métodos próprios, utilizando instrumentos adequados para o contexto;
- Os diagnósticos médicos são obtidos em decorrência da avaliação médica da dor. São importantes para a Medicina e para outras áreas do tratamento da dor, porém, do ponto de vista psicológico, pouco acrescentam em termos de avaliação e conduta psicoterapêutica. Existem estudos consistentes que já não vinculam os acometimentos psicológicos, bem como sua dinâmica, a diagnósticos etiológicos médico, embora alguns predicados, em virtude das características de diferentes doenças, devam ser considerados como consequência das funções etiológica e anatomofisiológica de determinadas doenças, e não como consequência unicamente psicológica;

- A dor pode estar relacionada ao câncer, à situação de cuidados paliativos, a condições musculoesqueléticas, neuropáticas e nociceptivas, a condições agudas (p. ex., pós-operatório), entre outras. Contudo, para o trabalho de avaliação psicológica e o estabelecimento de indicação e planejamento de uma psicoterapia, importa menos a condição etiológica da dor do que a maneira como o evento dor incidiu sobre a vida do paciente;
- Dor é dor;
- Dor é o que o paciente diz que sente.

A seguir, será abordada a avaliação da dor.

VOCÊ JÁ PAROU PARA PENSAR SOBRE COMO AS PESSOAS DESCREVEM A DOR QUE ESTÃO SENTINDO?

Elas o fazem levando em consideração as sensações, os motivos, as compreensões que têm do mundo e das coisas e, principalmente, suas emoções. Isso se dá pelo fato de, muitas vezes sem saber, estarem reconhecendo e avaliando a dor por meio de diferentes componentes e dimensões da mesma. Mas nem sempre foi assim.

No passado, grande número de estudos sobre dor e maneiras de contê-la, ou seja, de promover sua analgesia, a consideravam um elemento de dimensão unitária, variando apenas em intensidade. A tendência negativa de considerar apenas a dimensão dolorosa sentida no momento da avaliação, induz a desconsiderar uma elevada variabilidade de mecanismos capazes de promover um tratamento mais eficiente de dor.

Quando se descreve a magnitude (intensidade) da dor, tende-se a valorizar muito a intensidade do desconforto e o sofrimento, bem como a ansiedade e a angústia associadas. Entretanto, para que se conheça a eficácia de diferentes fármacos analgésicos, estudiosos do assunto precisam contar com algo mais do que subjetividades: eles devem utilizar quantificação objetiva que indique, fidedignamente, se a dor diminuiu de alguma maneira. Em outras palavras, precisam de estudos da sensação de dor fundamentados cientificamente.

E SOBRE A AVALIAÇÃO GERAL DE DOR, O QUE DIZER?

Comumente, a avaliação clínica da dor é baseada em registros verbais ou em descritores habitualmente utilizados pelos pacientes para descreverem a dor que estão sentindo. Esses registros verbais compartilham significados gerais entre as principais dimensões da dor, ou seja, quando um determinado descritor de dor apresenta mais do que um único significado a ele associado, a solução é elaborar instrumentos do tipo questionários de avaliação. Um dos mais utilizados é o conhecido como questionário McGill, capaz de avaliar as qualidades sensoriais, afetivas e avaliativas da dor, juntamente com vários outros aspectos, como intensidade, padrão e localização. Seu alcance? Está sendo traduzido e padronizado para diferentes grupos socioculturais, graças à sua amplitude e à sua fidedignidade.

A DOR TAMBÉM É AFETADA PELA EXPERIÊNCIA PASSADA E PELA CULTURA?

Certamente. Desde as dores do corpo, do espírito e do coração, mencionadas pelos antepassados, até as mágoas e desilusões que pontuam a vida atualmente, todas, em conjunto, afetam os comportamentos humanos e são por eles afetadas, construindo os sistemas de valores e conferindo significado e sentido à realidade em que se vive. Contemporaneamente, também os deslocamentos intra e intercontinentais, com suas diferentes implicações sociais, culturais e até religiosas, contribuem para a complexidade da dor. Por quê? Porque o homem, enquanto organismo inter-relacionado em si, entre si e com o mundo e os outros animais, sofre e reflete o sofrimento físico e psíquico que sente.

POR QUE É IMPORTANTE SABER QUE A DOR É O "QUINTO SINAL VITAL"?

No final dos anos 1990, a dor veio a ser considerada na literatura médica como o "quinto sinal vital". Isso significa que seu registro rotineiro, após temperatura, pulsação, pressão arterial e respiração, tornou-se imprescindível na prática clínica responsável. Significa, também, que, para minorar adequadamente o sofrimento dos pacientes com dor, era fundamental mensurá-la por meio de escalas apropriadas. Entre estas, as de categoria numérica, verbal ou facial foram sendo incorporadas aos variados contextos clínico-hospitalares, tornando-se populares para diferentes profissionais da saúde.

Por sua natureza subjetiva, a sensação de dor não pode ser pontualmente ser registrada por instrumentos físicos como aqueles que, usualmente, mensuram peso, temperatura, altura, pressão arterial e pulsação. A despeito disso, a mensuração de dor é extremamente importante no ambiente clínico e hospitalar, uma vez que é a partir dela que médicos chegam à decisão de que tipo de tratamento e conduta terapêutica prescrever, bem como do momento em que estes devem ser interrompidos.

Assim constituída, a dor, enquanto experiência pessoal e subjetiva, e sendo algo sentido apenas por aqueles que ela acomete, passou a ser definida como tudo que a pessoa sente, da maneira e quando ela sente. Isso faz com que a autoavaliação seja o indicador mais confiável da existência e da intensidade da dor, e também permite que as escalas sejam consideradas material essencial para avaliar e mensurar sua percepção, visando ao melhor manejo e controle.

Com a mensurada apropriada da dor, é possível verificar se os riscos de um determinado tratamento superam os danos causados pelo problema clínico, bem como se viabilizam a escolha da melhor e mais segura conduta terapêutica. A abrangência disso? Fazer melhores acompanhamento e análise dos mecanismos de ação de diferentes drogas analgésicas, ajustando doses e frequência de sua administração. Uma vez bem-sucedida a conduta terapêutica, cessa-se a dor e o desprazer a ela associado.

EXISTE RELAÇÃO ENTRE DOR E SOBREVIVÊNCIA?

Conforme apresentado anteriormente, a sensação de dor é fundamental para a sobrevivência, porque representa um dos primeiros indicadores de que uma lesão tecidual está ocorrendo no organismo. Qualquer estímulo, entre eles calor, frio, pressão, corrente elétrica, irritantes químicos e até movimentos mais bruscos que resultem em lesão ou ferimento, conduz a uma sensação de dor. Todavia, diferentemente de outros sistemas, o sistema sensorial para a dor é extremamente amplo – uma sensação dolorosa pode ser iniciada em qualquer parte do corpo ou no próprio sistema nervoso central.

Diversas regiões do corpo são emparelhadas aos vários tipos de sensações de dor. Sua complexidade e sua natureza multidimensional, evidentes mesmo nas análises mais elementares dos diversos tipos de dor, têm, contudo, impedido virtualmente o desenvolvimento de uma definição adequada de dor, ou, talvez ainda mais importante, têm dificultado a construção de uma teoria geral da dor, bem como a criação de técnicas de tratamento claramente eficazes.

A análise do fenômeno da dor deve, portanto, ser concebida dentro do contexto fundamental de uma relação entre estímulo e sensação, o que também vale para os problemas derivam das sensações de som, cor ou brilho. Embora, naturalmente, se espere uma resolução experimental para inúmeros problemas, nesses casos, obviamente, a derivação de funções psicofísicas, que especificam a dependência funcional da magnitude da resposta de dor em relação a alguma propriedade física do estímulo, pode ser facilmente estabelecida.

O QUE, DE FATO, TORNA A DOR UMA VARIÁVEL PSICOLÓGICA COMPLEXA E, ÀS VEZES, MISTERIOSA?

A grande e desproporcional concentração de fenômenos relacionados a ela em casos em que nenhum estímulo aparente possa ser identificado como desencadeador do fato. Um exemplo? A dor em um membro-fantasma ou provocada por queimadura, que pode persistir por meses mesmo após a lesão dos tecidos ter se regenerado. Inversamente, e talvez até mais intrigante, são aqueles exemplos nos quais estímulos nociceptivos independentemente demonstráveis fracassam em evocar sensações dolorosas em certos indivíduos, como em casos de insensibilidade congênita à dor ou, em algumas circunstâncias especiais, participando de cerimônias religiosas ou quando ocorre um ferimento em campo de batalha, que pode render segurança no futuro. A que isso leva? A tornar a avaliação e a mensuração da dor um problema psicofísico, envolvendo a detecção, a discriminação e a magnitude da sensação a estímulos dolorosos.

QUAIS SÃO AS DIMENSÕES DA DOR?

Muitos estudiosos tratam a dor como uma simples dimensão, variando apenas na magnitude sensorial. Todavia, descrevê-la somente em termos de sua intensidade é o mesmo que especificar o mundo visual considerando apenas a intensidade luminosa, sem considerar padrão, cor, textura. Somente uma definição que integre todas as características da sensação de dor pode ser significativa no contexto clínico e de pesquisa.

Por sua vez, a dor experimental (produzida em laboratório) e a dor clínica (real) também diferem na fonte do desconforto e de acordo com as reações afetivas e cognitivas do indivíduo. A intensidade da dor experimental é usualmente muito menor do que a gravidade da dor clínica.

Embora seja tecnicamente possível manipular a dor experimental para que produza padrões de sofrimento, angústia, ansiedade, duração e nível de intensidade similares àqueles que ocorrem na dor clínica, essas manipulações, felizmente, não são éticas nem mesmo legais. Não obstante, a indução da dor tem algumas vantagens, pois permite um maior controle dos estímulos e das condições experimentais, combinados com um registro cuidadoso das respostas dos sujeitos. Isso certamente não ocorre com a dor clínica. Embora essas diferenças sejam extremamente valiosas, elas fracassam por não destacarem qual delas é a mais importante. No ambiente clínico, além do questionamento necessário para a documentação médica (lidando especificamente com os aspectos qualitativos da experiência da dor), um paciente típico raramente faz – se é que em algum momento faz – um julgamento explícito sobre a intensidade de sua sensação dolorosa.

Em contraste, os estudos de laboratório acerca da dor, por definição, requerem que o sujeito se concentre em seus sentimentos de dor e julgue a intensidade deles. Mesmo nas observações clínicas, em que os aspectos intensivos da dor são importantes, algumas vezes, certas medidas são obtidas indiretamente, como o número de pacientes que solicita medicação, a quantidade de narcóticos ou de outros analgésicos requeridos, o número de queixas e de remoções, entre outras, em vez serem feitas avaliações explícitas.

A resposta à dor pode ser influenciada por uma variedade de fatores, incluindo as habilidades para manejá-la e controlá-la, os sinais vitais, a história médica e cirúrgica, as condições socioeconômicas, o contexto cultural, o sexo e as habilidades intelectuais ou cognitivas do paciente. A resposta não é determinada exclusivamente pelo estímulo; ela é influenciada, também, por variáveis relacionadas com o paciente: emoções, expectativas, atenção, atitudes, gênero, raça e valores. Em outras palavras, a dor afeta o corpo e a mente, e sua complexidade a torna difícil de ser mensurada. Embora não haja qualquer marcador biológico da dor, exceto os indicadores manifestados por aqueles que a vivenciam, a descrição individual e o autorregistro geralmente fornecem evidências acuradas, fidedignas e suficientes para detectar sua presença e intensidade.

COMO E PARA QUÊ MENSURAR E AVALIAR?

Os termos avaliação e mensuração de dor são frequentemente utilizados como sinônimos. Contudo, muitos autores consideram importante distingui-los. A mensuração é uma tentativa de quantificar a experiência individual da sensação de dor em comparação com outros indivíduos que vivenciam a mesma sensação ou com sua própria dor vivenciada em outros momentos (o paciente é o controle de si mesmo). Por sua vez, a avaliação é parte de um processo global muito mais amplo que uma simples mensuração, englobando desde a avaliação das características físicas e a história da dor do paciente até aspectos sensoriais, emocionais, motivacionais, religiosos, crenças e valores pessoais acerca da dor.

Certamente, os mesmos instrumentos escalares podem ser utilizados tanto para a avaliação quanto para a mensuração da dor, mas o uso das informações é diferente. As escalas de mensuração são essenciais na pesquisa, mas são também úteis na prática clínica que envolva uma grande equipe. Perguntar apenas se um paciente tem dor não é suficiente. Uma avaliação global, considerando todas as múltiplas dimensões da sensação/percepção e dor, é imprescindível, especialmente em contextos clínicos.

Todavia, o quão bom é um instrumento (escala, questionários ou inventário) que tenta capturar essas várias dimensões da dor? Para aferir a qualidade de qualquer instrumento de avaliação e/ou mensuração de dor, é importante conhecer as propriedades metrológicas das medidas de dor. Há centenas de instrumentos de mensuração/avaliação divulgados na literatura científica; entretanto, apenas um número limitado tem suas propriedades metrológicas de fidedignidade, validade e capacidade discriminativa aferidas apropriadamente do ponto de vista psicométrico. Cada instrumento apresenta vantagens e desvantagens quando utilizado na prática ou na pesquisa clínica.

O QUE SÃO INSTRUMENTOS UNIDIMENSIONAIS DE AVALIAÇÃO?

Entende-se por medidas unidimensionais aquelas que fornecem um meio simples e direto para os pacientes avaliarem a magnitude da intensidade da dor por eles sentida. Entre elas, as mais típicas são aquelas com descritores numéricos (0-10), verbais (descritores, palavras) ou visuais (imagens), que quantificam tanto a dimensão sensorial/intensidade da dor quanto seu alívio ou desconforto, além do grau de satisfação com a analgesia e/ou o tratamento. E, por medirem apenas a intensidade da dor, é imprescindível que, juntamente com elas, o profissional de saúde considere também as condições evolutivas, físicas, emocionais e cognitivas do paciente, de modo que, tanto uma quanto outra, sejam fidedignas, válidas e fáceis de serem utilizadas, seja pelos pacientes, seja pelos clínicos que delas fazem uso.

Pelo fato de os instrumentos unidimensionais medirem apenas a intensidade da dor, não considerando outros aspectos, podem ser rapidamente administrados, tornando-se, portanto, vantajosos quando uma medida frequente de dor é necessária (p. ex., avaliar o efeito analgésico ou onde a intensidade da dor está se alterando) ou quando o paciente não pode tolerar avaliações muito longas. Assim, as escalas unidimensionais mais frequentemente empregadas na literatura, cujas propriedades metrológicas foram adequadamente aferidas, são apresentadas a seguir.

Escala visual analógica (EVA)

É atualmente um dos instrumentos mais utilizados para mensurar a dor. Resumidamente, consiste em uma linha de 10 cm com âncoras em ambas as extremidades. Em uma das extremidades, é colocado o descritor "nenhuma dor" e, na outra, o descritor verbal "a pior dor imaginável" ou frases similares. Os pacientes devem indicar a magnitude da dor simplesmente marcando um ponto ao longo do comprimento da linha. Uma régua é usada para quantificar a mensuração em uma escala de 0 a 100 mm. A linha pode ser horizontal ou vertical. Além disso, descritores podem ser colocados ao longo das escalas, as quais podem ter diferentes comprimentos (Figura 4.1). Entretanto, a adição de descritores verbais ao longo do comprimento da linha pode enviesar a maioria dos resultados, no sentido de agrupá-los ao redor desses descritores. Nesse caso, a escala comporta-se como uma simples escala de estimativa verbal, de modo que sua sensibilidade pode ser reduzida.

Diferentemente da escala de estimativa numérica, números não devem ser colocados na EVA, pois a preferência por alguns números, como 5 ou 10, pode conduzir a um compartilhamento enviesado e parcial dos resultados. Por isso, essa escala tem sido considerada a mais sensível, simples e reproduzível, além de ser também a mais universal das escalas de mensuração da magnitude da intensidade de dor. A EVA também pode ser facilmente contextualizada e aplicada em muitas situações nas quais existam diferenças econômicas, sociais, culturais, educacionais ou mesmo de linguagem entre o avaliado e o avaliador (clínico ou examinador).

Os descritores verbais são utilizados quando as explicações pertinentes ao uso das escalas (pacientes com dificuldades em usar graduações numéricas) não são suficientes para o paciente. Assim, em vez de números ou, juntamente com eles, pode-se introduzir uma escala com outros descritores verbais, como sem dor, dor branda, dor moderada, dor grave, dor muito grave e pior dor possível, para indicar diferentes magnitudes da intensidade de dor percebida. Os descritores também podem ser modificados para a avaliação do grau de desprazer provocado pela dor e do grau de alívio ou conforto (satisfação com a analgesia ou tratamento) obtido após alguma intervenção analgésica ou terapêutica não medicamentosa, ou, ainda, para avaliar o comprometimento das funções cotidianas.

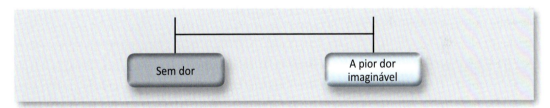

Figura 4.1 Escala visual analógica.

Escala de categoria verbal-numérica (EVN)

No contexto clínico-hospitalar, é uma das ferramentas mais comumente empregadas para a mensuração da intensidade da dor. Utilizando categorias numéricas, a tarefa do pacientes consiste em estimar sua dor em uma escala de 0 a 10 ou de 0 a 5 categorias, com 0 representando "nenhuma dor" e 5 ou 10 indicando a pior dor imaginável.

Os níveis de intensidade da dor são mensurados na consulta inicial, ao longo do tratamento e periodicamente em conformidade com os objetivos clínicos. A EVN é recomendada para todos os pacientes com idade acima de 9 anos e que sejam capazes de usar números para estimar a intensidade de sua dor (Figura 4.2).

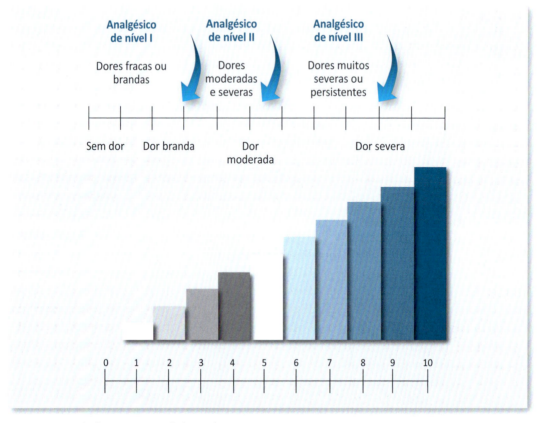

Figura 4.2 Escala de categoria verbal-numérica.

Escala facial de dor (EFD)

A escala facial de dor é também uma escala de categorias, mas com descritores visuais, utilizando expressões faciais que refletem magnitudes de diferentes intensidades de dor. A EFD consiste de oito (às vezes, seis ou sete) imagens de faces com expressões emocionais, como sorrindo, carrancuda e fazendo careta. O paciente seleciona a face que é correspondente ao seu nível atual de dor. As instruções de uso requerem que o clínico explique à criança (ou ao adulto, se for o caso) que cada face é de uma pessoa que se sente feliz por não ter nenhuma dor ou triste porque tem alguma ou muita dor. Solicita-se, então, à criança (ou a qualquer outro paciente que não consiga se expressar claramente, como, idosos ou pessoas com alguma incapacidade cognitiva ou pós-operatória), que escolha a face que melhor descreve como ela se sente naquele momento. É importante, porém, que o paciente entenda que a primeira face representa nenhuma dor e que a última face é o valor extremo definido. A escala também pode ser adaptada para avaliar a magnitude dos diferentes correlatos afetivos associados à dor.

Os sistemas mais comuns de codificação para mensurar a intensidade de dor são de 0 a 5 ou de 0 a 10. Obviamente, se um clínico preferir a escala de 0 a 10, o registro de um escore dor igual a 5 tem um significado muito diferente do que quando se utiliza a escala de 0 a 5. A codificação apropriada das seis faces na escala de 0 a 10 deve fazer uso dos números 0, 2, 4, 6, 8 e 10 para cada face, respectivamente (Figura 4.3).

Figura 4.3 Escala facial de dor.

Pode acontecer de um paciente afirmar que sua dor está entre duas faces. Nesse caso, é apropriado usar uma medida entre elas. Teoricamente, a EFD pode ser compreendida como três escalas porque combina expressão facial, categorias numéricas e descritores verbais. Todavia, são colocados números e palavras abaixo das expressões faciais para significar o uso da escala.

O processo de avaliar a intensidade da dor com essa escala é simples e eficiente. Primeiramente, a criança olha as faces e, em seguida, o clínico ou os próprios pais utilizam simples palavras para descrever a expressão, enquanto o número é usado para registrar o escore.

COMO INSTRUMENTOS MULTIDIMENSIONAIS DE AVALIAÇÃO AUXILIAM NA PRÁTICA?

Instrumentos multidimensionais são aqueles que medem não apenas a intensidade, mas também outros aspectos da experiência da dor. São utilizados quando os instrumentos unidimensionais não podem aferir adequadamente a complexidade da experiência da dor ou quando fracassam. A complexidade da experiência de dor, bem como a importância de uma avaliação acurada da dor clínica, tem promovido a explosão de uma variedade de escalas multidimensionais mais elaboradas. Subjacente a essa abordagem, insere-se a suposição de que a dor é inerentemente multidimensional, isto é, percebida com variação simultânea em intensidade ao longo de diversas dimensões qualitativamente diferentes. Embora não sejam utilizadas de maneira tão frequente quanto poderiam ser, as escalas que avaliam as características hedônicas e os múltiplos atributos da dor, como sua localização, duração, intensidade e qualidade, fornecem importantes informações acerca da experiência e dos efeitos da dor sobre a vida diária dos pacientes. Essas escalas foram elaboradas para a autoaplicação, mas o clínico, os pais ou outro avaliador podem ajudar o paciente.

A utilidade dos instrumentos multidimensionais se justifica por seu valor incremental sobre o modelo uni ou bidimensional (intensidade/afeto). Cabe ressaltar que há suposições segundo as quais os instrumentos multidimensionais podem ser mais úteis se eles atingirem os seguintes critérios:

1. Aumento da acurácia dos registros da experiência de da dor;
2. Aumento do poder da sensibilidade diagnóstica;
3. Aumento da comunicação sobre a experiência da dor e, consequentemente, da empatia com os pacientes;
4. Melhora do emparelhamento entre dados neurofisiológicos e psicológicos.

É importante mencionar que, com o aumento substancial da sensibilidade das técnicas de imageamento cerebral, são esperadas maiores especificidades em relação às áreas cerebrais correspondentes às dimensões ou aos atributos da dor.

Entre a ampla variedade de escalas multidimensionais frequentemente mencionadas na literatura clínica acerca da avaliação da dor, o Questionário McGill de Dor e o Inventário Multidimensional de Dor, apresentados a seguir, têm propriedades metrológicas aferidas e utilidade clínica demonstrada em contexto clínico-hospitalar e de pesquisa em diversas culturas e em idiomas diferentes.

Questionário McGill de Dor (MPQ)

O MPQ (do inglês McGill Pain Questionnaire) é um instrumento amplamente aceito como fidedigno, válido, sensitivo e preciso. Por ser genuinamente multidimensional, avalia a dor em três dimensões (sensorial, afetiva e avaliativa), baseado em palavras (descritores) que os pacientes selecionam para descrevê-la. A dimensão sensorial inclui palavras que descrevem a qualidade da experiência de dor, como propriedades temporais, espaciais, pressão, térmica e outras similares. Já a dimensão afetiva inclui palavras que descrevem a qualidade da experiência de dor em termos de tensão, medo, temor, receio e propriedades autonômicas que são parte da experiência de dor. E as palavras incluídas na dimensão avaliativa descrevem a intensidade subjetiva global da intensidade da dor. Alguns descritores são, sem dúvida, sinônimos; outros parecem ser sinônimos, mas variam em intensidade; e muitos outros apresentam diferenças sutis ou nuances (a despeito de suas similaridades) que podem ser importantes para um paciente que está tentando desesperadamente se comunicar com o clínico.

Esse instrumento inclui várias subclasses de descritores ou adjetivos, um diagrama corporal em que o paciente possa desenhar a localização e a distribuição espacial da dor, além de alguns descritores que refletem as propriedades temporais da dor e de uma escala para mensurar a intensidade global de dor presente (Figura 4.4). É, certamente, a medida mais amplamente utilizada para avaliação da dor. Foi desenvolvida uma forma reduzida desse questionário, o que aumentou a sua utilidade clínica. O tempo de aplicação situa-se entre 15 e 20 min, mas alguns clínicos experientes podem levar apenas 5 a 10 min para aplicá-lo.

Questionário McGill de Dor (forma reduzida)

Nome: _____ Data: ___/___/___ Hora: _____

I. Índice de estimativa de dor (PR1)

Os descritores colocados abaixo descrevem diferentes experiências de dor. Coloque um (X) na coluna que melhor indica o nível de sua dor para cada descritor. Por favor, limita-se a descrição da dor que você esta sentindo nesse momento.

Qualidade	Descritor	Nenhuma	Branda	Moderada	Severa
S	Palpitando e não palpitando	0) _____	1) ____	2) _____	3) _____
S	Tiro	0) _____	1) ____	2) _____	3) _____
S	Punhalada	0) _____	1) ____	2) _____	3) _____
S	Aguda	0) _____	1) ____	2) _____	3) _____
S	Cócica	0) _____	1) ____	2) _____	3) _____
S	Mordida	0) _____	1) ____	2) _____	3) _____
S	Calor-queimação	0) _____	1) ____	2) _____	3) _____
S	Dolorida	0) _____	1) ____	2) _____	3) _____
S	Em peso	0) _____	1) ____	2) _____	3) _____
S	Sensível	0) _____	1) ____	2) _____	3) _____
S	Rompando	0) _____	1) ____	2) _____	3) _____
A	Cansativa-executiva	0) _____	1) ____	2) _____	3) _____
A	Enjoada	0) _____	1) ____	2) _____	3) _____
A	Amedrontada	0) _____	1) ____	2) _____	3) _____
A	Castigante-atormentada	0) _____	1) ____	2) _____	3) _____

II. Intensidade da dor presente (PPI) – Escala analógica visual (VAS)

Por favor, faça uma marca ao longo do comprimento da linha abaixo que indique a intensidade da dor que você está sentindo nesse momento:

Nenhuma dor   A pior dor imaginável

III. Avaliação global da experiêncida da dor

Por favor, faça uma avaliação global da intensidade de sua experiência dolorosa. Favor, limitar-se à dor que você está sentindo nesse momento:

	Avaliação	
0	Nenhuma dor	_____
1	Branda	_____
2	Desconfortável	_____
3	Aflitiva	_____
4	Horrível	_____
5	Martirizante	_____

IV. Pontuação

Tipo de medida		Índices computados	Escore
I-S	PRI-S	Índice de estimativa de dor – Sensorial	_____
I-A	PRI-A	Índice de estimativa de dor – Afetiva	_____
I-A+B	PRI-T	Índice de estimativa de dor – Total	_____
II	PPI-VAS	Avaliação global da intensidade experiência dolorosa	_____

Figura 4.4 Modelo do Questionário McGill de Dor.

Inventário Multidimensional de Dor (MPI)

O MPI (do inglês Multidimensional Pain Inventory) foi elaborado com base na premissa de que uma avaliação compreensiva e global de pacientes adultos que sofrem de dor crônica deveria incluir informações sobre suas condições físicas, psicossociais e comportamentais. A integração desse tipo de informação é clinicamente útil na tomada de decisões a respeito da terapia, especialmente para identificar o programa de manejo de dor e para avaliar como os resultados dos tratamentos podem mudar no decorrer do tempo. Esse inventário é, teoricamente, relacionado às condições cognitivo-comportamentais e leva em consideração uma variedade de aspectos da experiência de dor de um indivíduo, incluindo a percepção do paciente sobre as reações de outros em relação aos próprios sintomas e sinais, bem como a percepção de limitações comportamentais e do impacto causado pela dor em seu estilo de vida.

Em suma, esse inventário foi concebido como um meio de enriquecer o entendimento da dor, auxiliar no desenvolvimento e na avaliação de novas abordagens de tratamento e fornecer ao clínico uma estratégia viável para a avaliação das diferenças individuais entre pacientes com dor crônica. Para cada item do inventário, os pacientes são solicitados a darem suas respostas em uma escala numérica de sete categorias ou pontos (Figura 4.5).

Os instrumentos unidimensionais, que medem apenas a intensidade da dor, sem considerar outras dimensões, podem ser rapidamente administrados, tornando-se, portanto, vantajosos em situações em que uma rápida e frequente medida de dor é necessária. Por outro lado, os instrumentos multidimensionais entendem que a experiência de dor é multifacetada, variando em quantidade e qualidade, e, portanto, suas múltiplas dimensões somente podem ser capturadas por meio de múltiplos itens ou subescalas que avaliam os componentes sensoriais, afetivos e funcionais.

A dor pós-operatória é a consequência mais indesejada da cirurgia e, se não for manejada adequadamente, pode retardar a recuperação e aumentar o tempo de internação desnecessariamente. Inúmeros levantamentos revelam que dor pós-operatória é insuficientemente manejada mesmo em países de Primeiro Mundo, e sempre deixada de lado no Terceiro Mundo. Um levantamento norte-americano, ao longo de 20 anos, mostrou que apenas um entre quatro pacientes tem alívio adequado de dor pós-operatória.

Milhões de cirurgias são realizadas anualmente, necessitando de frequente manejo da dor pós-operatória aguda. Há muitos tipos de cirurgias e, com poucas exceções, todas são dolorosas. O medo de dor descontrolada está entre as preocupações primárias de muitos pacientes que irão se submeter a uma cirurgia.

Um dos fatores mais importantes para determinar quando um paciente pode seguramente receber alta hospitalar, e que também tem grande influência na habilidade deste em assumir suas atividades normais diárias, é a adequação do controle da dor pós-operatória. Dor é uma parte previsível da experiência pós-operatória, porém se não aliviada pode resultar em alterações clínicas e psicológicas que aumentam a morbidade, a mortalidade e os custos e que diminuem a qualidade de vida.

Exemplos de itens do Inventário Multidimensional de dor (MPI)

Escalas e ítens

Parte 1

Severidade da dor

Na média, quão severa tem sido sua dor durante a últim semana?

1	2	3	4	5	6	7

Interferência

Em geral, o quanto sua dor interfere com as suas atividades diárias?

1	2	3	4	5	6	7

Estado de ânimo-afetividade

Estime globalmente o seu estado de ânimo durante a última semana.

1	2	3	4	5	6	7

Parte 2

Resposta punitiva

Ficam irritados contigo

1	2	3	4	5	6	7

Nunca   Muito frequentemente

Resposta de solicitude

Cuido de meus trabalhos domésticos ou caseiros

1	2	3	4	5	6	7

Nunca   Muito frequentemente

Parte 3

Trabalhos domésticos

Lava as louças (pratos e talheres)

1	2	3	4	5	6	7

Nunca   Muito frequentemente

Trabalhos fora de casa

Corta e apara grana

1	2	3	4	5	6	7

Nunca   Muito frequentemente

Figura 4.5 Modelo Inventário Multidimensional de Dor.

O manejo adequado e eficaz da dor requer um enfoque proativo que utilize uma variedade de modalidades de tratamento para obter um resultado otimizado no sentido de facilitar a rápida recuperação e o retorno completo às funções diárias, permitindo uma precoce alta hospitalar, melhorando a qualidade de vida do paciente e reduzindo a morbidade. Protocolos para o tratamento da dor pós-operatória devem ser feitos considerando as necessidades do paciente, as indicações cirúrgicas e os recursos institucionais.

É importante utilizar técnicas eficientes de alta tecnologia combinadas com protocolos hospitalares que objetivem a rápida reabilitação e recuperação.

Muitas opções estão disponíveis para o tratamento da dor pós-operatória, incluindo analgésicos sistêmicos (opioides e não opioides) e técnicas de analgesia regional (neuraxial e periférica). A analgesia multimodal é alcançada combinando-se analgésicos que atuam por diferentes mecanismos e em diferentes locais no sistema nervoso, resultando em analgesia aditiva ou sinérgica e reduzindo os efeitos adversos da administração de um único agente analgésico individual. A abordagem multimodal também se refere à aplicação concorrente de analgésicos farmacoterápicos em combinação com analgesia regional.

POR QUE FAZER AVALIAÇÃO GERAL DA DOR AGUDA?

Durante o ano de 2017, a Associação Internacional para Estudo da Dor (IASP, do inglês International Association for the Study of Pain) popularizou a campanha "Ano Global contra a Dor Pós-operatória", cujos principais objetivos foram encorajar a melhoria do manejo da dor após cirurgias e elevar a consciência sobre a dor pós-operatória persistente.

Levantamentos estatísticos indicam que, anualmente, mais de 230 milhões de pessoas têm se submetido a cirurgias, elevando, progressivamente, o volume global destas no mundo. Todavia, em contraste com o progresso feito na pesquisa fundamental e nas técnicas cirúrgicas, o manejo clínico da dor pós-operatória aguda ainda permanece limitado.

A dor aguda grave, quando pobremente aliviada, pode se constituir em um grande fator de risco para o desenvolvimento da dor persistente após uma cirurgia. Amplas e apropriadas avaliações e mensurações da dor são imperativas para assegurar que os pacientes recebam um manejo seguro e eficaz, devidamente personalizado às suas reais necessidades. A avaliação da dor é fundamental para o diagnóstico de sua causa, parte fundamental do tratamento apropriado e do controle da dor por meio de qualquer conduta terapêutica, seja psicocomportamental, fisioterápica ou farmacoterápica.

Experiência subjetiva e multifacetada, que varia consideravelmente entre os indivíduos, a percepção de dor é influenciada por idade, personalidade, sexo, classe social, experiências passadas, estratégias de enfrentamento individuais, cultura e circunstâncias momentâneas. A má experiência no manejo e no tratamento da dor de uma criança certamente influenciará no modo como ela lidará com as experiências futuras dos eventos dolorosos. Entretanto, cumpre lembrar que, em relação à intensidade da dor, o que um paciente pode descrever como sensação dolorosa grave para si pode ser apenas leve ou moderada para outro. Similarmente,

Avaliação da Dor e de Quem Tem Dor **91**

a qualidade da dor indicada por seus descritores (p. ex., queimando ou sufocando) pode ter significados diferentes para cada paciente, fazendo com que o processo de avaliação e mensuração seja ainda mais complexo.

O resultado de uma avaliação inadequada da dor e, por conseguinte, de seu subsequente manejo, pode ser agravado, resultando em consequências fisiológicas e psicológicas do tipo morbidade pós-operatória aumentada, retardo na recuperação, atraso no retorno às atividades normais e redução na satisfação do paciente. É importante destacar que o manejo inadequado da dor pós-operatória pode levar à dor persistente após a cirurgia, o que, consequentemente, aumenta o uso dos cuidados de saúde, elevando substancialmente os custos médico-hospitalares.

Em outras palavras, dor deve ser avaliada dentro de um modelo biopsicossocial, que reconhece os fatores fisiológicos, psicológicos e ambientais que influenciam sua experiência global, envolvendo também o paciente na busca pelo alívio do estresse e da ansiedade que ele pode vir a sentir. Em alguns pacientes, particularmente naqueles que se submeteram a grandes e complexas cirurgias ou que experienciaram múltiplos traumas, certamente coexistem muitas fontes diferentes de dor, podendo emanar da ferida cirúrgica, do trauma, da dor secundária decorrente da imobilização, da aspiração endotraqueal ou mesmo do ato de mover ou virar o paciente.

Assim, a avaliação da dor permite o acompanhamento da eficácia do tratamento, auxiliando a aliviar o sofrimento e a evitar más concepções. A dor deve ser considerada o quinto sinal vital, o que ajuda a elevar a consciência da sua presença a todos os profissionais de saúde, os quais devem, rotineiramente, mensurá-la e avaliá-la em diferentes pacientes para, só então, poderem agir de acordo com as informações obtidas.

CONSIDERAÇÕES FINAIS

Por tudo que foi exposto até o momento, a aplicação de escalas de mensuração de dor, especialmente em suas dimensões sensoriais, afetivas e cognitivas, tem sido incorporada em variados contextos clínicos, tornando muitas dessas escalas populares para diferentes profissionais da saúde que frequentemente fazem uso delas para avaliar a dor de seus pacientes. A utilização das escalas e o próprio processo de considerar a dor como o quinto sinal vital, que deve ser invariavelmente mensurado de alguma maneira, tem ajudado no processo de educar os clínicos a tornar visível um sintoma/sinal ou indicador que aparentemente parece invisível.

Cada condição clínica, mesmo a dor, tem características sensoriais e emocionais específicas, e todas podem ser mensuradas de alguma maneira. Supostamente, tanto a dor física, aquela que tem um estímulo físico particular provocado por lesão ou estímulo quente, frio ou qualquer outro que cause dor, quanto a dor social, emocional, aquela que não é provocada por um estímulo nociceptivo específico, teriam substratos neurais totalmente independentes. A literatura científica, no entanto, tem revelado que ambos os tipos de dores, a física e a social, ativam as mesmas áreas cerebrais, ou seja, têm os mesmos substratos neurais. Ademais, procedimentos terapêuticos que controlam, aumentam ou reduzem essas dores são muito similares. Em outras palavras, há uma homologia entre ambos os tipos. Esse fato tem grandes implicações para o desenvolvimento de medicamentos, bem como para terapias que visam a controlar essas dores.

Atualmente, entende-se que a dor crônica, considerada uma doença particular, pode ser mais bem entendida e manejada quando se compreende seus mecanismos e processos. A dor crônica é definida como a dor que usualmente permanece ou persiste por mais de 3 a 6 meses. Seu tratamento envolve uma equipe multidisciplinar e diversos procedimentos terapêuticos. A dor crônica é complexa e multifacetada.

SUGESTÕES DE LEITURA

Da Silva JA, Ribeiro-Filho NP, Matsushima EH. Mensurando o quinto sinal vital: a dor. Ribeirão Preto: FUNPEC; 2010.

Da Silva JA, Ribeiro-Filho NP. Avaliação e mensuração da dor: pesquisa, teoria e prática. Ribeirão Preto: FUNPEC; 2006.

Da Silva JA. Avaliação e mensuração de dor clínica. Ribeirão Preto: FUNPEC; 2015.

Gerbershagen HJ, Aduckathil S, van Wijck AJ, Peelen LM, Kalkman CJ, Meissner W. Pain intensity on the first day after surgery: a prospective cohort study comparing 179 surgical procedures. Anesthesiology. 2013 Apr;118(4):934-44.

Posso IP, Grossmann E, Da Fonseca PRB, Perissinotti DMN (eds.). Tratado de dor. Publicação da Sociedade Brasileira para Estudo da Dor. 1.ed. São Paulo: Atheneu; 2017.

4.1 AVALIAÇÃO PSICOLÓGICA DO PACIENTE COM DOR | QUANDO, COMO, POR QUE E PARA QUÊ?

Jamir Sardá Júnior, Dirce Maria Navas Perissinotti

As definições de dor e sua compreensão têm evoluído ao longo dos anos, passando do modelo cartesiano, que enfatizava a transmissão de um estímulo nocivo, até a Teoria de Portais, que salienta a modulação de um estímulo nociceptivo pelo sistema nervoso periférico e central e que reconhece as dimensões sensoriais, motivacionais, afetivas e cognitivas da dor. A Teoria da Neuromatriz, modelo teórico mais recente e uma evolução da Teoria dos Portais, descreve, com base em evidências, a participação de processos biológicos, do sistema de estresse e dos processos cognitivos, afetivos, de aprendizagem e reforçadores ambientais na modulação e no processamento da dor, resultando em uma neuromatriz da mesma.

Além disso, há mais de três décadas, existem evidências suficientes sobre a participação de aspectos cognitivos, afetivos e comportamentais na dor, na incapacidade física, na capacidade funcional e no sofrimento psíquico. A definição mais recente de dor, que a conceitua como uma experiência estressante associada a possível dano tecidual com efeitos sensoriais, emocionais, cognitivos e componentes sociais, enfatiza a sua multidimensionalidade.

É importante ressaltar que alterações psicológicas não são necessariamente problemas psicopatológicos, embora estes carreguem aqueles. Os problemas psicológicos, por não serem necessariamente psicopatológicos, referem-se a comportamentos pouco adaptados.

Um diagnóstico, isoladamente, não prediz as necessidades de serviços, a duração da hospitalização, o nível de cuidados ou dos resultados, segundo a Organização Mundial de saúde (OMS).

Um quadro, quando identificado nosologicamente, ou seja, a partir da classificação das doenças psicopatológicas, não identifica necessariamente a incapacidade e/ou déficits funcionais.

Pacientes com dor crônica, talvez em sua maioria, não têm ciência de quais fatores acionam os gatilhos da nocicepção. Sabe-se bem que são vários, incluindo os psicossociais e os comportamentais.

Não se refere aqui sobre a dor psicogênica, mas sobre a sensação dolorosa, por não ser uma sensação pura, uma vez que, quando acionada, "carrega" inúmeras aprendizagens, memórias afetivas e moleculares, cognitivas e genéticas que a partir de determinadas preposições são facilitadas ou inibidas. A nocicepção, por si só, não "funciona" como percepção da experiência. O que faz com que o organismo humano tenha ciência do que ocorre no sistema nociceptivo, o que ele quer "dizer" quando acionado (para que o organismo lute, fuja ou congele, adapte-se, em outras palavras) é a capacidade perceptiva.

Um organismo não tem ciência da nocicepção. Ele tem ciência do que ocorre somente por meio do sistema perceptivo. Para que haja percepção de alguma ameaça, é necessário haver eficiência do sistema perceptivo para só então ocorrer a construção de uma resposta, e esta sim é comportamental.

Por comportamento, entende-se toda e qualquer reação ou ação que se obtenha a partir de um estímulo, como, no caso, o nociceptivo. Explicando: toda reação ou ação é fruto de um estímulo inicial, seja oriundo do ambiente externo, seja oriundo do ambiente interno, como a nocicepção. Com isso, pode-se dizer que não há queixa de dor que não seja comportamental. Todas elas são. Isso não quer dizer que não existam problemas relacionados ao sistema nociceptivo. Eles existem. Mas para que o indivíduo possa se queixar, teve de haver um processo, "um trâmite", envolvendo percepção, atenção, memória, entre outros, para se chegar à ação ou à resposta ao estímulo. Em muitas situações clínicas, por não haver a devida retomada de como esse processo ocorre, os pacientes sem ciência desse processo procuram alguém ou algo que os ajude a "metabolizar" o processamento perceptivo. Instrumentos como diários de dor são ferramentas que podem servir para este fim, além da avaliação do profissional para o paciente, permitindo que haja "re-visão" de diversos aspectos relacionados às suas demandas dolorosas.

Vale observar que uma avaliação psicológica apresenta suas peculiaridades, diferenciando-se, portanto, de outras avaliações na área de saúde.

Define-se como avaliação psicológica toda estratégia que tem como objetivo o entendimento do estado atual do indivíduo, compreendendo sua identidade e os fatores de personalidade dentro do contexto social em que ele se encontra. O objetivo é entender seu funcionamento de modo global para estabelecer os diagnósticos psicológicos e, quando possível, indicar uma possível situação psicopatológica visando a, além de fazer encaminhamentos necessários, orientar o plano de tratamento psicológico.

A avaliação neuropsicológica envolve basicamente a compreensão minuciosa das funções desempenhadas pelo cérebro – cognição, execução, atividade sensorial, entre outras –, com a intenção de analisar possíveis comprometimentos e, então, organizar o tratamento a ser realizado em termos de reabilitação neuropsicológica.

Na Medicina, o processo diagnóstico é o conhecimento da doença por meio dos seus sintomas, ao passo que na Psicologia da Saúde é o conhecimento da situação existencial do paciente em relação à sua doença para que o processo do adoecimento, sua construção e o modo de operação sejam mais bem manejados a fim de minimizar consequências menos produtivas relacionadas ao papel de paciente. Cabe destacar que o psicólogo:

- Não diagnostica doenças, mas sim a relação sujeito-doença;
- Utiliza a descrição abrangente dos processos que influenciam e são influenciados pela doença
- Representa uma diretriz da qual o médico dispõe para organizar seu pensamento com relação à ação terapêutica.

O processo de diagnóstico médico caracteriza pelo envolvimento de métodos de investigação que possibilitam identificar a doença do ponto de vista orgânico.

OS INSTRUMENTOS PARA UMA AVALIAÇÃO PSICOLÓGICA SÃO OS MESMOS UTILIZADOS PARA OUTRAS AVALIAÇÕES?

Não. Os testes psicológicos são comparáveis a exames médicos em sua capacidade de diagnosticar e prever resultados. Para algumas situações, inclusive, têm melhor poder preditivo do que alguns resultados de ressonância magnética, por exemplo, para cirurgias lombares

Um estudo longitudinal envolvendo pacientes com problemas de disco vertebral descobriu que, ao longo do tempo, pessoas com habilidades de enfrentamento deficientes, medidos por testes psicológicos, ou com dor crônica tinham quase três vezes mais chances de desenvolver dor nas costas em comparação àqueles sem nenhum problema. História de vantagem indenizatória de compensação também foi prevista, assim como o desenvolvimento de futuras dores nas costas. Apesar de pequenas lesões no disco vertebral observadas na ressonância magnética estarem fracamente associadas à dor nas costas, o resultado não foi significativo estatisticamente.

As pesquisas científicas aplicam a ciência da psicometria à avaliação dos sentimentos das populações para predizer o comportamento. Com isso, os testes psicológicos padronizados aplicam a ciência da psicometria à avaliação dos sentimentos dos indivíduos e predizer o comportamento.

Uma avaliação psicológica, porém, ocupa-se de outras modalidades, a saber:

1. Diagnóstico reacional, que focaliza a posição que a pessoa assume em relação à doença;
2. Diagnóstico situacional, por construir uma visão panorâmica da vida do paciente, considerando as áreas que influenciam e são influenciadas pela doença (vida psíquica, vida social e vida cultural);
3. Diagnóstico da transferência, por avaliar as relações que a pessoa estabelece a partir do adoecimento e como ela se sente.

Assim, cabe reforçar que os diagnósticos psicológicos destinam-se ao conhecimento da dinâmica comportamental diante da situação de doença ou dor.

Sabe-se que comportamentos disfuncionais são resultados de dificuldades para o manejo de situações adversas e que disso resulta a inadequação comportamental que, ao evoluir, pode se constituir em quadros psicopatológicos.

Didaticamente, subdividem-se em três grandes campos os problemas psicológicos possivelmente encontrados, conforme apresentado a seguir.

Diagnósticos psicológicos

1. Condições pré-mórbidas
   1.1. Estruturais relacionadas às funções/processos mentais:
       1.1.1. Consciência
       1.1.2. Atenção
       1.1.3. Orientação auto/alo psíquica
       1.1.4. Memória
       1.1.5. Afetividade (humor)
       1.1.6. Inteligência
       1.1.7. Percepção
       1.1.8. Pensamento
       1.1.9. Vontade
   1.2. Estruturais relacionadas à formação e à dinâmica de personalidade:
       1.2.1. Transtorno mental orgânico (demências)
       1.2.2. Neuroses
       1.2.3. Psicoses
       1.2.4. Transtorno de personalidade e do comportamento (perversão)
       1.2.5. Deficiência mental
       1.2.6. Transtornos mentais e comportamentais das adições químicas psicoativas.
   1.3. Estruturais relacionadas à dinâmica familiar:
       1.3.1. Vínculo afetivo-relacional (Apego)
       1.3.2. Relacionamento psicossocial
   1.4. Estruturais motoras e sensitivas.
2. Condições comórbidas
   2.1. Estados reativos de:
       2.1.1. Angústia
       2.1.2. Ansiedade

Avaliação da Dor e de Quem Tem Dor **97**

2.1.3. Estresse

2.1.4. Depressivos

2.1.5. Repercussão nas funções/processos mentais

2.2. Fragilidade egoica/integração do Eu

2.2.1. Ineficácia dos mecanismos de defesa do ego

2.2.2. Conteúdos da fantasia se sobrepondo aos do princípios de realidade

2.2.3. Desrealização/despersonalização

2.2.4. Problemas relativos à autoestima

2.2.5. Ineficácia no manejo dos excessos de inputs de estímulos e dificuldade para conciliar as incongruências

2.3. Problemas relativos à adesão aos tratamentos (atuais e anteriores):

2.3.1. Abuso ou evitamento da medicação e/ou substâncias psicoativas utilizadas no tratamento padrão

2.3.2. Evitação das responsabilidades em casa, no trabalho e/ou quanto ao tratamento

2.3.3. Excessiva preocupação com sintomas somáticos

2.3.4. Problemas na dinâmica familiar decorrentes do estado de doença

2.3.5. Benefícios primários e secundários ligados ao processo de adoecer

2.3.6. Estrutura de raciocínio decorrente de restrição intelectiva favorecendo o rebaixamento do juízo crítico, além dos aspectos emocionais e afetivos

2.3.7. Comportamentos exacerbados/doentios desencadeados pelo estresse da situação de doença e/ou tratamento com:

2.3.7.1. Atitudes hipocondríacas/busca insistente por recursos e serviços de saúde ou assistência social ou da comunidade

2.3.7.2. Atitudes obsessivas

2.3.7.3. Atitudes fóbicas

2.3.7.4. Atitudes histriônicas

2.3.7.5. Atitudes depressivas secundárias

2.3.7.6. Outras (especificar)

3. Condições concorrentes

3.1. Aspectos sociais, familiares e psicossociais, incluindo os profissionais e legais

3.2. Quadros psicopatológicos

3.4. Outros (Especificar de acordo com classificação oficial como DSM-V ou CID-10, SCID ou ICI, constando os códigos relativos a de cada um desses métodos)

QUAIS ASPECTOS MERECEM DESTAQUE?

- Um a cada três pacientes com dor apresenta depressão;
- Ansiedade e estresse são fatores moduladores de estímulos nociceptivos;
- A hipervigilância tem papel importante na modulação da dor;
- A autoeficácia é um fator intrínseco à incapacidade física e à redução da capacidade funcional;
- Estratégias de enfrentamento determinam a resposta do paciente à dor e sua incapacidade física e capacidade funcional.

Assim, fica evidente a importância de uma abordagem que considere os aspectos psicológicos dos pacientes na clínica da dor. A compreensão da participação de fatores psicológicos na dor e de seus desdobramentos pode ser feita de maneira breve, quando o médico ou profissional de saúde abordam esses aspectos durante a anamnese, e também por meio da aplicação de escalas e inventários previamente à consulta clínica, ou, de forma ainda mais completa e aprofundada, quando o paciente é encaminhado a um psicólogo.

O modelo de bandeiras, desenvolvido na década de 1990, aponta claramente fatores que podem configurar impedimento para a recuperação do paciente (Figura 4.6).

Talvez seja mais adequado, a partir dessas questões, estabelecer critérios que justifiquem o encaminhamento do paciente para um psicólogo, o qual, com base nessas informações, realizará uma avaliação.

QUANDO É INDICADA A REALIZAÇÃO DE UMA AVALIAÇÃO PSICOLÓGICA?

- Quando a incapacidade física e sofrimento excedem os achados clínicos;
- Quando o paciente utiliza excessivamente os serviços de saúde ou realiza exames em demasia;
- Quando o paciente demonstra angústia, ansiedade, depressão ou estresse significativos;
- Quando o paciente apresenta comportamento de dependência de fármacos, química ou não aderência ao tratamento;
- Quando há presença de aspectos ocupacionais;
- Quando procedimentos intervencionistas, como neuroestimulação medular ou implantação de bomba de analgesia, forem implantados.

Uma vez identificada as condições que justifiquem o encaminhamento a um profissional de psicologia, é importante realiza-lo de maneira efetiva.

MAS COMO ENCAMINHAR O PACIENTE COM DOR PARA UMA AVALIAÇÃO PSICOLÓGICA?

Primeiramente, é essencial esclarecer ao paciente os motivos pelos quais a avaliação psicológica foi solicitada. Em segundo lugar, é importante explicar que esse procedimento faz parte de um processo que objetiva compreender a dor de forma multidimensional, o que resulta em

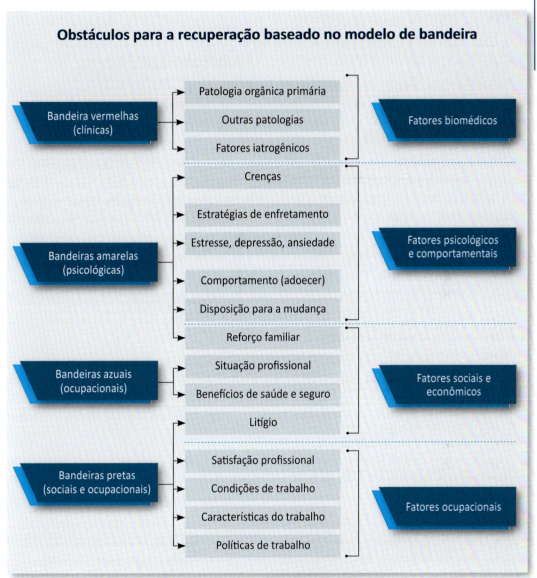

Figura 4.6 Esquema de bandeiras para avaliação psicológica do paciente com dor.

uma abordagem mais efetiva da dor, e que é possível que os resultados da avaliação psicológica permitam ao paciente conhecer outras dimensões de seu problema de saúde.

O modo como o paciente é encaminhado a um profissional de psicologia é determinante para a aceitação dessa conduta. Assim, cabe ainda enfatizar alguns aspectos:

- O paciente não está sendo encaminhado ao psicólogo por acreditar-se que a dor é de natureza psicológica;

- A avaliação psicológica permitirá investigar a contribuição da dor em aspectos psicossociais e na incapacidade física;
- A atuação do profissional de saúde mental poderá fornecer subsídios para outras intervenções da equipe;
- Se necessário, a intervenção psicológica poderá contribuir para que o paciente desenvolva estratégias mais efetivas para enfrentar a dor.

Assim, é importante definir que a avaliação psicológica é um processo técnico-científico que visa a compreender um fenômeno psicológico utilizando-se de diferentes métodos, técnicas e instrumentos. É necessário considerar o processo de avaliação psicológica não como uma realidade intuída, que pode se oferecer a percepção como material imediatamente, e sim como uma realidade instruída, identificada a partir de um modelo em "rede". Quando a avaliação psicológica é aplicada por um especialista, os eventos (situações em que ocorrem os fenômenos) são abordados de modo que possam revelar alguma inteligibilidade lógica ou possibilidade de sentido sobre a realidade psicológica humana.

A ATITUDE DO AVALIADOR INFLUENCIA NO DESENVOLVIMENTO DA AVALIAÇÃO E DO TRATAMENTO?

Um processo de avaliação psicológica depende, particularmente, de uma atitude orientada para a compreensão do que se quer avaliar e da habilidade do avaliador em escolher estratégias e procedimentos (recursos metodológicos e técnicos) específicos às necessidades oriundas das demandas por avaliação (objetivo visado). Adotar recursos metodológicos significa escolher caminhos que, muitas vezes, precisam ser reorientados sistematicamente.

Enquanto processo de compreensão de um fenômeno multidimensional, a avaliação psicológica da pessoa que vive com dor contempla a coleta de informações e a compreensão destas com base em modelos teóricos, com o intuito de responder a objetivos previamente definidos, subsidiando, assim, futuras intervenções.

Os objetivos da avaliação psicológica podem ser definidos especificamente segundo as demandas de cada caso, mas, de maneira geral, podem-se enfatizar alguns aspectos, como:

- Determinar quando aspectos psicológicos estão contribuindo para a precipitação, a exacerbação ou a perpetuação da dor, particularmente quando crônica;
- Identificar se alguns distúrbios psicológicos são anteriores à dor ou dela resultantes;
- Identificar tipos de intervenções indicadas;
- Oferecer suporte e informações.

É importante também destacar as etapas do processo de avaliação psicológica, que são:

- Recebimento da demanda (solicitação, queixa, motivo);

Avaliação da Dor e de Quem Tem Dor

- Caracterização do objeto de estudo (esclarecimento sobre o fenômeno psicológico a ser avaliado e levantamento inicial de hipóteses);
- Definição do objetivo da avaliação;
- Elaboração do planejamento técnico (estabelecimento de um método e escolha das estratégias);
- Enquadramento/contrato de trabalho;
- Levantamento, análise e interpretação dos dados obtidos com as diferentes estratégias utilizadas (técnicas e instrumentos aplicados);
- Integração dos resultados dos instrumentos e técnicas/pensamento clínico integrativo;
- Elaboração de enquadramento teórico correlacionado aos resultados analisados;
- Elaboração de documentos oriundos do processo de avaliação realizado;
- Estabelecimento de proposta de intervenção;
- Devolutiva dos resultados segundo orientação do Conselho Federal de Psicologia em 2011.

Quanto à definição dos objetivos do processo de avaliação psicológica, é importante salientar que estes devem incluir diversas dimensões da dor, conforme mostra a Tabela 4.1.

Tabela 4.1 Dimensionalidade e características da dor.	
Sensorial	Tipo, localização, propriedades
Afetiva	Depressão, ansiedade, estresse
Cognitiva	Processos cognitivos, crenças
Capacidade funcional	Incapacidade física, qualidade de vida
Miscelânia	Espiritualidade, atenção plena
Comportamentais	Sono, diário de atividades, efeitos adversos da medicação

Uma vez definidos os objetivos e dimensões a serem abordados na avaliação psicológica, cabe estabelecer os métodos a serem utilizados.

Métodos utilizados

- Entrevistas semiestruturadas;
- Testes psicológicos, escalas ou inventários;
- Análises ou observação comportamental;
- Medidas de saúde.

As entrevistas, geralmente de natureza semiestruturada, devem abordar aspectos sensoriais da dor, fatores mantenedores ou exacerbadores e história clínica do paciente, incluindo história mórbida pregressa e familiar, uso de medicações, tratamentos realizados e resposta aos tratamentos. No tocante aos aspectos afetivos, é importante avaliar a presença de ansiedade, estresse e depressão, estilo existencial, padrão de relacionamentos afetivos e familiares e presença de transtornos mentais maiores. Aspectos cognitivos como memória e atenção, compreensão da doença, crenças disfuncionais, estratégias de enfrentamento e expectativas também devem ser abordados, bem como aspectos laborais, prática de atividade física, qualidade do sono e padrões alimentares.

O uso de escalas, inventários e testes psicológicos é aconselhável para mensurar a intensidade de sintomas ou características, permitindo também a comparação dos resultados e a observação da evolução do quadro.

As escalas mais frequentemente utilizadas são as de:

- Incapacidade física;
- Qualidade de vida;
- Depressão, ansiedade e estresse;
- Aceitação;
- Pensamentos catastróficos;
- Autoeficácia;
- Medo (evitação);
- Estratégias de enfrentamento.

É importante destacar que, para a seleção de um ou mais instrumentos, uma série de pressupostos e critérios devem ser levados em consideração, entre os quais se destacam:

- Propriedades psicométricas dos instrumentos;
- Capacidade de julgamento especializado;
- Interpretabilidade;
- Aceitabilidade e viabilidade de todo o processo.

A observação desses aspectos é muito importante para garantir o uso de medidas de qualidade e compreender suas limitações e indicações. Cabe ressaltar que existe uma grande gama de instrumentos disponíveis, mas nem todos os profissionais da área estão aptos a utilizá-los de maneira adequada, uma vez que requerem treinamento específico para sua aplicação e análise e para a interpretação dos resultados. De modo geral, são instrumentos de uso exclusivo do profissional de psicologia, o qual desenvolve aptidões específicas para o manejo desses instrumentos.

Medidas comportamentais, como diários de atividades e registros do sono, além de registro de crenças disfuncionais, também podem ser utilizadas no processo de avaliação. Os comportamentos manifestos do paciente, como maneira de caminhar e se sentar e outros comportamentos de dor (p. ex., uso de medicação), também devem ser considerados. Por último, é importante considerar informações referentes a absenteísmo, uso do sistema de saúde, realizações de exames em excesso e gastos com medicação.

Ao longo do processo de avaliação psicológica, muitas vezes também são utilizados os critérios diagnósticos do Manual Diagnóstico e Estatístico de Transtornos Mentais 5ª Edição (DSM-V), publicado pela American Psychiatry Association em 2014, visando à compreensão de sinais e sintomas de transtornos psicológicos. Esses critérios podem ser aplicados tanto a transtornos menores, como quadros de ansiedade e depressão, quanto a transtornos maiores, como quadros de transtornos de personalidade. O uso dos critérios diagnósticos do DSM-V, bem como da Classificação Internacional de Doenças (CID-11), pode contribuir muito para a realização de diagnósticos diferenciais, uma vez que pressupõe a familiaridade do profissional de saúde com esses modelos. Além disso, a aplicação desses critérios facilita a comunicação e a compreensão do quadro pela equipe multiprofissional.

Após a realização de uma avaliação psicológica, cabe ao psicólogo realizar a devolutiva dos resultados ao paciente e ao profissional que o encaminhou. No caso do profissional, isso pode ser feito por meio de relatórios psicológicos. Já no caso do paciente, a devolutiva deve ser dada de modo a contribuir para a compreensão do quadro clínico, em especial dos aspectos que podem estar contribuindo para a dor, a incapacidade física, o sofrimento psíquico e os problemas correlatos. Cabe lembrar que sempre que um desses aspectos for identificado, deve-se propor um plano terapêutico, o qual pode incluir aconselhamento, psicoeducação ou psicoterapia.

QUAIS PONTOS SÃO DE INTERESSE E DEVEM SER DESTACADOS NA AVALIAÇÃO PSICOLÓGICA DO PACIENTE COM DOR?

- A natureza complexa da dor crônica envolve uma interação entre fatores psicológicos e físicos, muitas vezes resultando em aumento do sofrimento emocional e redução da qualidade de vida;
- Técnicas de avaliação que visem a abordar as diversas dimensões desse fenômeno podem contribuir para a compreensão abrangente do paciente e para orientar o tratamento de maneira mais eficaz;
- A capacidade aprimorada do profissional de saúde mental para avaliar e compreender o paciente com dor crônica fornece uma base para intervir e tratar com mais eficácia e sucesso.
- A aplicação de escalas e instrumentos pode ser realizada por qualquer profissional qualificado. Já a realização de avaliações psicológicas é uma prática exclusiva do psicólogo.

CONSIDERAÇÕES FINAIS

O intuito deste capítulo foi destacar a importância da abordagem e da compreensão de aspectos psicossociais no tratamento da pessoa que vive com dor, orientadas por questões sobre por que, o que, como e quando realizar uma avaliação psicológica. Enfatizou-se também a possibilidade de abordar esses aspectos por meio do uso de escalas, contemplando-os na anamnese, ou de encaminhar o paciente a um psicólogo especialista em dor.

Vale destacar que mensurar a presença de determinada característica por meio do uso de uma escala ou inventário é algo bastante distinto da realização de uma avaliação psicológica. O uso de escalas e questionários permite, muitas vezes, identificar a presença de aspectos que justificam o encaminhamento ao psicólogo. Já o processo de avaliação psicológica visa à compreensão mais abrangente e dinâmica do papel de diversos fatores para a incapacidade física, a redução da capacidade funcional e o sofrimento psíquico, incluindo também a identificação de recursos do paciente e estratégias para abordar esses aspectos.

SUGESTÕES DE LEITURA

Dansie EJ, Turk DC. Assessment of patients with chronic pain. Br J Anaesth. 2013;111(1):19-25.

Dworkin RH, Turk DC, Farrar JT, Haythornthwaite JA, Jensen MP, Katz NP et al. Core outcome measures for chronic pain clinical trials: IMMPACT recommendations. Pain. 2005;113(1-2):9-19.

Goto F, Perissinotti DMN. Reabilitação psicológica do paciente com dor: neuropsicologia clínica. In: Posso IP, Grossmann E, Fonseca PRB, Perissinotti DMN (eds). Tratado de dor – Publicação da Sociedade Brasileira para Estudo da Dor. São Paulo: Atheneu; 2017.

Miller RM, Kaiser RS. Psychological characteristics of chronic pain: a review of current evidence and assessment tools to enhance treatment. Curr Pain Headache Rep. 2018;22:3-6.

Sardá Júnior JJ, Nicholas MK, Pimenta CAM, Asghari MA. Preditores biopsicossociais de dor, incapacidade e depressão em pacientes brasileiros com dor crônica. Rev Dor. 2012;13(2):111-8.

Siqueira JL. Avaliação psicológica de pacientes com dor crônica: quando, como e por que encaminhar? Revista Dor, 2014. 15(1): p. 51-54.

Turk DC, Fillingim RB, Ohrbach R, Patel KV. Assessment of psychosocial and functional impact of chronic pain. J Pain. 2016;17(9):21-49.

capítulo 5

Dirce Maria Navas Perissinotti ■ Jamir Sardá Júnior.

Tratamentos Psicológicos e Dor | Diferentes Técnicas e Estratégias Clínicas e suas Aplicações: tratar o quê, para quê e como?

Em virtude da alta prevalência da dor e de sua importante contribuição para a redução da capacidade funcional, e considerando também sua natureza multidimensional, o tratamento ideal do paciente com dor deve ser abrangente, integrativo e interdisciplinar. As abordagens atuais de caráter interdisciplinar para o manejo da dor crônica têm transcendido cada vez mais as abordagens reducionistas e estritamente cirúrgicas, físicas ou farmacológicas, ampliando o foco de atenção aos aspectos cognitivos, motivacionais, afetivos e sociais da dor.

Nesse sentido, os tratamentos modernos reconhecem a importância de intervenções psicológicas ou psicoterapêuticas baseadas em evidências teóricas e empíricas sólidas sobre a eficácia dessa abordagem.

Segundo proposta de Flor[1], deve-se considerar que:

- Os transtornos mentais, inclusive aqueles que cursam com dor, são baseados em mecanismos psicológicos e devem ser compreendidos com base nisso;
- Os transtornos mentais não são somente distúrbios do cérebro; eles podem ser mais bem compreendidos pela inclusão de variáveis biológicas, porém não unicamente;
- A psicoterapia deve basear-se em mecanismos psicológicos e passar de uma abordagem específica relacionada ao transtorno identificado para uma abordagem psicoterapêutica baseada em mecanismos eficazes;
- Isso requer uma avaliação baseada em mecanismos psicológicos e comportamentais que devem ir além da abordagem de critérios de domínio proposta para modelo de pesquisa;
- Os tratamentos farmacológicos e somáticos podem favorecer a psicoterapia, melhorando a mudança psicológica e comportamental;
- A psicoterapia também é eficaz em muitos transtornos somáticos e suas indicações precisam ser mais bem divulgadas e expandidas;
- É necessário fazer da pesquisa em psicoterapia e do uso de métodos psicoterapêuticos uma prioridade política e financeira.

Para a autora[1], as psicoterapias para as pessoas que vivem com dor devem ser objeto de treinamento de extinção, objetivando treinar comportamentos incompatíveis com a dor; reduzir a dor com *feedbacks* por meio de vídeos e/ou treinamento em espelho; trabalhar com cuidadores para recompensar o comportamento saudável; treinar incremento de atividades agradáveis; capacitar os pacientes para o trabalho de construção de novos repertórios além da dor; treinar o gerenciamento sobre uso da medicação; abranger de maneira geral o treinamento de extinção da dor crônica; e treinar discriminação sensorial.

ENTÃO, O QUE DEVE SER FEITO QUANDO SE PROPÕE TRATAR A DOR?

Todo aquele que se propõe a ajudar alguém em estado de dor e sofrimento a se adaptar a uma realidade temporária ou permanentemente alterada, desagradável e nova deve estar ciente de que o caminho não é simples e que é necessário estar bem capacitado, pois dor e sofrimento são condições humanas e um desafio para os profissionais

Protocolos de abordagem da terapêutica e de intervenção psicológica, independentemente de sua linha teórica, devem seguir critérios relativos ao funcionamento mental do paciente e à sua integração, observando a capacidade e a vulnerabilidade no que tange a, pelo menos, os tópicos relacionados a seguir:

- **Autopercepção:** relacionada à capacidade de autorreflexão e avaliação da autoimagem, da identidade e da diferenciação dos afetos;

- **Autorregulação:** associada à capacidade de desenvolver a tolerância de afetos e autoestima, assim como a regulação da expressão dos instintos e a antecipação de consequências;
- **Autoproteção ou defesa:** tipos de resultados obtidos por meio de estabilidade, flexibilidade e mecanismos reativos adotados diante de situações-problema;
- **Percepção objetiva:** capacidade de diferenciar conteúdo subjetivo-objetivo, desenvolvendo a empatia;
- **Comunicação:** compreensão dos outros, afetando a transmissão de ideias a respeito de si e do meio e promovendo reciprocidade.

HÁ ELEMENTOS COMUNS A TODAS AS ABORDAGENS PSICOTERÁPICAS NO TRATAMENTO DA DOR?

Sim, e estão relacionadas ao modo como se estabelece a relação entre paciente-psicoterapeuta, à aceitação e ao apoio do paciente, à oportunidade de expressar emoções, ao contrato terapêutico e à técnica fundamentada em um princípio filosófico.

O tratamento psicoterápico é uma das modalidades do tratamento psicológico que visa a remover, modificar ou retardar o aparecimento e corrigir padrões disfuncionais de relações interpessoais, promovendo o desenvolvimento da personalidade e de sintomas existentes. Buscar as respostas mais adaptadas é tarefa das psicoterapias. Tais procedimentos agem sobre o funcionamento neuronal, sobre as sinapses e redes neurais. Além disso, a psicoterapia modifica a atividade cerebral sob efeito da longa aprendizagem exploratória prolongada.

A psicoterapia utiliza-se da *comunicação verbal* como principal estratégia em todas as formas de abordagem, mesmo nas chamadas terapias corporais.

A relação psicoterapêutica tem a finalidade de *influenciar* o paciente e fazê-lo modificar emoções, pensamentos, atitudes e comportamentos considerados desadaptativos, disfuncionais ou patológicos.

AS INTERVENÇÕES PSICOLÓGICAS PARA DOR SUBSTITUEM A MEDICAÇÃO?

Não. São estratégias terapêuticas diferentes. A dessensibilização modulatória prevê e envolve diferentes meios e vias, chamadas *top-down* e *bottom-up*, para a reorganização funcional. Portanto, ambas as estratégias devem ser utilizadas.

Por haver associação substancial entre dor e reorganização do córtex somatossensorial primário motor, das regiões do córtex cingulado anterior e da ínsula, estudos têm demonstrado que os piores prognósticos dos tratamentos estariam a eles relacionados, com qualidade de vida, intensidade e duração da dor negativamente associadas à probabilidade do sucesso apenas com farmacoterapia. Melhores escores foram obtidos pela associação de farmacoterapia e condutas que visam à reorganização dos condicionamentos comportamentais, como as terapias psicológicas, por manejarem a aprendizagem implícita e/ou explícita.

Adaptações nos circuitos de recompensa são fundamentais para a manutenção da patologia e o papel de estratégias terapêuticas que envolvem aspectos sensitivos e afetivo-motivacionais, incluindo as condutas psicofarmacológicas, que, quando associadas às psicoterapias de manejo comportamental, auxiliam na reorganização do sistema de recompensa cerebral. É o que ocorre pelo processamento "paralelo" entre padrões comportamentais, psicossociais e afetivo-emocionais ao se reorganizarem a partir da aprendizagem contextual.

O tema é desafiador, mas vêm se delineando quando se mantém o ponto de vista de que nenhuma terapêutica, isoladamente, cumprirá seu intento. Esforços e estratégias integradas para a prevenção de danos sempre obterão melhores resultados, ainda mais se forem confirmadas pesquisas experimentais em modelos animais, os quais têm indicado que algumas drogas antidepressivas específicas podem ter efeitos neuroprotetores, interrompendo o ciclo de apoptose neuronal, o que impediria o avanço de determinadas doenças neurodegenerativas e, seguramente, seria um avanço no tratamento de inúmeras condições e da dor crônica.

QUAIS SÃO AS INTERVENÇÕES UNIMODAIS OU MULTIMODAIS?

Em contraposição às abordagens unimodais da dor, que se caracterizam por estarem centradas unicamente em encontrar a etiologia da dor e eliminá-la, o tratamento da dor baseado em uma abordagem multimodal combina o uso de analgésicos, fisioterapia, terapia comportamental e terapia psicológica. A abordagem multimodal aborda de maneira mais adequada e abrangente o manejo da dor nos níveis molecular, comportamental, cognitivo, afetivo e funcional. Existem diversas evidências demonstrando a eficácia de intervenções dessa natureza na restauração da capacidade funcional, com melhora do humor, redução da dor e retorno ao trabalho. Além disso, as abordagens multimodais também demonstraram ser mais custo-efetivas e com resultados mais duradouros do que as abordagens unimodais.

As intervenções multidisciplinares, inicialmente, se desenvolveram na década de 1940, no Hospital Geral de Tacoma, por John Bonica e colegas, em resposta ao reconhecimento da multi-dimensionalidade e das complexidades da dor crônica, que exige uma abordagem biopsicossocial complexa e interdisciplinar – posteriormente, programas dessa natureza foram desenvolvidos em vários locais. A composição das equipes de tratamento interdisciplinar pode variar até certo ponto, mas os tratamentos baseados nesses modelos incluem três elementos em geral:

- Manejo da medicação;
- Exercício físico graduado;
- Técnicas de controle da dor e do estresse.

Ou seja, pressupõem uma equipe mínima de saúde composta por um médico, um fisioterapeuta e um psicólogo.

Nessa perspectiva, é essencial compreender que a dor, particularmente quando crônica, é uma doença de características multidimensionais, de modo que uma abordagem biomédica tradicional não pode tratar adequadamente todos os aspectos relacionados a ela.

Tratamentos Psicológicos e Dor | Diferentes Técnicas e Estratégias Clínicas e suas...

Antes de descrever outros aspectos dessas intervenções, é importante, primeiramente, resgatar alguns conceitos centrais.

O QUE DIZER SOBRE ABORDAGEM MULTIDISCIPLINAR, INTERDISCIPLINAR E TRANSDISCIPLINAR?

Inicialmente, é adequado fazer uma distinção entre multidisciplinaridade, interdisciplinaridade e transdisciplinaridade. Uma abordagem multidisciplinar é caracterizada, a princípio, pela compreensão de um fenômeno que apresenta múltiplas dimensões ou por uma questão-problema abordada por um grupo de profissionais, mas não necessariamente de forma integrada.

Já a interdisciplinaridade diz respeito à transferência de métodos de uma disciplina para outra ou à integração de disciplinas, o que pressupõe uma integração de profissionais na abordagem de uma situação-problema.

A transdisciplinaridade, por sua vez, pressupõe a necessidade de apropriação do conhecimento de diferentes áreas para a compreensão e a abordagem de um fenômeno. Isto é, em uma prática transdisciplinar, o psicólogo, pode, por exemplo, se apropriar de conhecimentos sobre sono ou alimentação, áreas de conhecimento oriundas da Medicina e da Nutrição, respectivamente, para abordar determinados aspectos com o paciente, seja em uma intervenção individual, seja em uma intervenção em grupo realizada por um ou vários profissionais.

Assim, pode-se perceber que existem intervenções na área da dor centradas principalmente em uma abordagem multi ou interdisciplinar, com poucas abordagens realizadas sob uma perspectiva transdisciplinar. Todavia, independentemente de como o problema é abordado no tocante à sua multidimensionalidade, há de se convir que, no caso do tratamento da dor, enquanto em serviços de alta complexidade a abordagem multi ou interdisciplinar é mais frequente, na maioria dos serviços de saúde de baixa complexidade ela ainda é baseada em um modelo biomédico, unimodal ou fundamentado nos pressupostos biologicistas. Essa mudança de paradigma é fundamental no tratamento da dor, uma vez que, quando o paciente é tratado, mais precocemente ocorre a remissão e mais efetivo é o controle dos sintomas.

QUAL É O PRINCIPAL FOCO DO TRABALHO PSICOLÓGICO PARA A DOR?

As abordagens psicológicas atuais para o manejo da dor incluem intervenções que objetivam alcançar autogestão, mudança comportamental, cognições e gerenciamento de afetos, em vez de eliminar diretamente o lócus da dor.

Os principais aspectos trabalhados nas intervenções psicológicas descritas na literatura são:

- Identificação dos fatores que contribuem para a dor;
- Ampliação dos recursos no enfrentamento da dor;
- Redução da incapacidade física e funcional relacionada à dor;
- Redução de pensamentos e crenças disfuncionais (autoeficácia e catastrofização);
- Redução do sofrimento psíquico (estresse, ansiedade e depressão).

QUAL É A FINALIDADE DA PSICOTERAPIA NO TRATAMENTO DO PACIENTE COM DOR?

As estratégias psicológicas e/ou psicoterápicas comumente utilizadas têm como principal objetivo envolver o paciente em seu tratamento global, pois a dor, sendo multifatorial, demanda tratamento multidimensional. Preconiza-se dissociar a condição de doença dando maior ênfase à representação psíquica que o paciente tem da dor, restabelecendo e compatibilizando as idealizações e descaracterizando as criações fantasiosas da cronicidade e do sofrimento, como a incapacidade.

É necessário esclarecer as condições preexistentes, psicoafetivas e cognitivas da dinâmica psíquica, bem como o modo como elas intervêm na percepção do fenômeno e nas respostas à dor, pois o sistema supressor de dor se constitui de estruturas centrais e periféricas e estímulos externos e internos que deflagram seu funcionamento.

As intervenções psicológicas auxiliam na modulação da sensação e na percepção do estímulo doloroso, alterando o processo de habituação e modificando esquemas de enfrentamento e comportamentos disfuncionais.

No estágio crônico da dor, observa-se que o comportamento doloroso se torna o objeto de intervenção, em alguns casos, porque o próprio estado de cronificação dificulta, e às vezes até impede, a reabilitação.

A Figura 5.1 evidencia as relações psicológicas e fisiológicas.

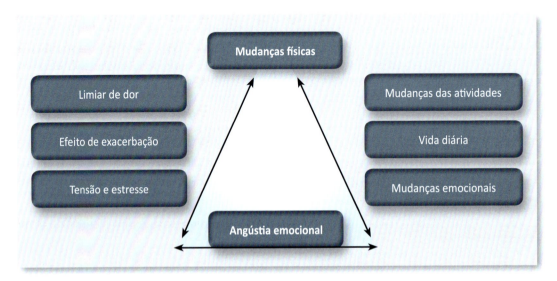

Figura 5.1 Esquema ilustrativo sobre as mudanças de vida e seus efeitos.

HÁ ALGUM TRATAMENTO PSICOLÓGICO COM MELHORES INDICAÇÕES PARA O PACIENTE COM DOR?

Diferentes técnicas poderão ser empregadas de acordo com o diagnóstico estabelecido na área da saúde mental, e todas têm como objetivos: suprimir comportamentos inapropriados, restaurar atitudes ativas, reconstruir novas possibilidades de bem-estar, repor e substituir expectativas frustradas, bloquear a instauração de agentes nocivos favoráveis à cristalização de comportamentos inadequados e quadros psicopatológicos, estimular aspectos preservados da vida mental, transformar e desenvolver atitudes mais adaptadas e realísticas frente ao desejo e à vida. Contudo, somente uma avaliação psicológica pode determinar a necessidade de cada caso, pois, como nas demais abordagens terapêuticas, cada uma visa a um fim específico.

Não se pode dizer que uma abordagem psicoterapêutica é melhor do que outra. Ocorre que, por motivos técnicos ou pela carência de melhor divulgação e informação sobre os modelos psicoterapêuticos que ainda precisam ser mais estudados, algumas ideias foram disseminadas de maneira pouco precisa.

Semelhantemente a qualquer outra técnica terapêutica, a efetividade das psicoterapias depende de suas indicações, devendo-se considerar e respeitar também suas contraindicações.

O mais importante é saber que qualquer técnica terapêutica, e não somente as psicoterapias, surtem efeitos apenas se forem bem empregadas, considerando-se também a habilidade e a boa formação do profissional para aplicá-las adequadamente, bem como um pormenorizado diagnóstico.

O QUE É UMA TERAPIA PSICOLÓGICA?

Além dos procedimentos psicofarmacoterápicos, extremamente importantes, as estratégias de intervenção psicológica são necessárias em muitos pacientes com dor. As mais comumente utilizadas são voltadas principalmente à inserção do paciente no tratamento global, uma vez que o sintoma dor é multifatorial e requer tratamento multidimensional.

Diferentes entidades de escopo mundial têm definido de maneira semelhante o termo *psicoterapia*, como a Organização Mundial de Saúde (OMS), a American Psychiatric Association (APA) e a American Psychology Association (APA), que se referem a intervenções planejadas e estruturadas com o objetivo de influenciar o comportamento, o humor e os padrões emocionais, como reações a diferentes estímulos, utilizando meios psicológicos, verbais e não verbais. A psicoterapia não compreende o uso de nenhum meio bioquímico.

Muitas técnicas derivadas de diversos fundamentos teóricos têm se mostrado eficazes no tratamento de transtornos mentais e de comportamento.

Os elementos básicos do acompanhamento psicológico devem estar direcionados ao favorecimento da aprendizagem e ao gerenciamento dos estresses físico e psíquico, fornecendo suporte para o desenvolvimento de atitudes comportamentais positivas e mobilizando recursos internos relativos a questões motivacionais e ao desejo de investir nas mudanças das condições de vida.

COMO AGEM AS TERAPIAS PSICOLÓGICAS OU PSICOTERAPÊUTICAS?

Por meio de reorganização dos afetos, remodelagem da aprendizagem, mudanças de padrões cognitivos disfuncionais e reestruturação relacional das vinculações interpessoais e sociais.

As psicoterapias, de maneira geral, agem mediando a capacidade integrativa sensório-motora, intrínseca, e não somente aquelas aprendidas, relacionadas às regiões subcorticais.

Já a terapêutica psicológica objetiva estabelecer uma ressonância emocional harmônica dirigida às infraestruturas neurais primitivas.

Algumas abordagens psicoterapêuticas intervêm sobre quase todas as respostas emocionais e cognitivas, enquanto outras, especialmente aquelas que agem em neuromoduladores peptídicos, têm efeitos mais discretos limitado a estados afetivos concretos. Assim, pode-se dizer que algumas delas auxiliam na melhor liberação de oxitocina e promovem estados afetivos positivos.

Os estudos ainda não são definitivos, nem do ponto de vista das técnicas psicológicas, nem sob a ótica psicofarmacologia. No entanto, a reabilitação psicológica do paciente em condição dolorosa deve levar em conta as emoções experimentadas por ele, as quais são consideradas como meio de influência modulatória a longo prazo, pois figuram preponderantemente na planificação de condutas e na seleção mais deliberada de ações futuras, uma vez que dirigem os impulsos emocionais de caráter transitório para respostas emocionais globais.

É por isso que "o tornar consciente o inconsciente", como fundamento geral, ainda tem validade. A maior parte da atividade cerebral consciente, tanto afetiva quanto cognitiva, não se separa jamais do comportamento dos indivíduos, sendo necessário que o movimento de retroalimentação (*overloop*) proporcionado pela expressão falada (antecipação) acomode a planificação de estratégias de conduta futura (função executiva).

QUAIS SÃO OS OBJETIVOS DE UMA PSICOTERAPIA PARA PACIENRTES COM DOR?

Evidenciar a representação psíquica que o paciente tem da dor e procurar restabelecer o fortalecimento interno, ou seja, compatibilizar as idealizações e descaracterizar as criações fantasiosas da situação de cronicidade e do sofrimento associadas à situação de dor são os objetos principais do tratamento psicológico, que deve também incluir o respeito às condições de incapacidade física e psíquica, pois é preconizado dissociá-las da condição de doença.

Devem-se esclarecer as condições da dinâmica psíquica preexistentes à situação de dor, bem como as condições psicoafetivas e cognitivas que interferem tanto na percepção do fenômeno quanto nas condições de resposta à dor[1], pois o sistema supressor da dor é constituído por estruturas centrais e periféricas do sistema nervoso, de modo que estímulos internos e externos deflagram o seu funcionamento.

Tratamentos Psicológicos e Dor | Diferentes Técnicas e Estratégias Clínicas e suas... **113**

As intervenções psicológicas devem, portanto, enquadrar-se naquelas que auxiliam o sistema nervoso a modular a sensação e a percepção dos estímulos dolorosos e o sistema supressor de dor, habilitando o indivíduo para o seu enfrentamento, inclusive com respeito aos aspectos as psicodinâmicos.

EXISTE UM MODELO DE PSICOTERAPIA EXCLUSIVA PARA PACIENTES COM DOR?

Não. O que existe são esquemas psicoterapêuticos mais bem difundidos e modelos mais bem estudados – até o momento, é o que se sabe. Tudo depende dos objetivos de cada técnica e de sua aplicação de acordo com sua finalidade.

COMO SE CLASSIFICAM AS PSICOTERAPIAS?

De modo geral, as psicoterapias são classificadas por seus fundamentos teóricos e suas características. Cada uma das grandes linhas psicoterapêuticas se destina a determinado objetivo. A literatura sugere a existência de 400 tipos de abordagens psicoterápicas atualmente, mas é certo que nem todas elas têm suporte científico que as justifiquem.

Modelos psicoterapêuticos e suas aplicações

Psicoterapias de Base Psicanalíticas ou Psicodinâmicas

As psicoterapias de base psicanalítica ou psicodinâmica utilizam-se de métodos e procedimentos de investigação dos conteúdos mentais propostos pela Psicanálise, que é um conjunto de teorias psicológicas sobre o funcionamento mental, a formação da personalidade e os aspectos de caráter. Baseia-se no princípio de que a maneira como as pessoas interpretam suas experiências determina como elas se comportam.

Há uma série de estudos consistentes que preconizam a "psicoterapia breve psicodinâmica" utilizando de forma integrada recursos de diferentes teorias como método, embora esta não prescinda do conceito de conflito psíquico e trauma psicológico.

Para pacientes com dor crônica, alguns autores afirmam que, primariamente, a análise e o reconhecimento de sentimentos e pensamentos, por meio de conversa no contexto da relação terapêutica, possibilita a reorganização de crenças e sentimentos a partir das tentativas de obter respostas mais adaptadas.

Os estereótipos de psicanalista não responsivo, de condutas frias e distantes, vêm caindo por terra e a cada dia mais se tornam uma descrição pitoresca de atitudes ultrapassadas que foram deixadas de lado após o desenvolvimento de melhores estratégias terapêuticas. Os psicanalistas, atualmente, enfatizam melhor a relação terapêutica, os *insights* e a interpretação que seus pacientes fazem dos próprios conflitos. Os focos dessa terapêutica são a realidade psíquica subjetiva e suas consequências, como fantasias, crenças e "erros" de interpretação da realidade objetiva. O processo terapêutico psicanalítico considera a compreensão dos ganhos secundários e do mundo interno do paciente, acompanhado da clarificação destes com relação à manutenção (ou não) da dor e dos comportamentos dolorosos.

São técnicas que se dedicam a tratar as questões relativas ao sofrimento do paciente com dor crônica, caracterizando-se, portanto, por um corpo teórico concernente ao funcionamento psíquico normal e patológico. Diferentemente da nosologia psiquiátrica, respeita-a, porém apresenta outra proposta para o manejo clínico das questões psicológicas, ocupando-se da dinâmica do funcionamento psíquico e propondo estratégias de intervenção que contribuam para a construção de novos esquemas significativos inconscientes. Seu foco é a posição que o indivíduo – sujeito da linguagem – elege, ocupa, em relação aos objetos (reais, simbólicos e imaginários). O método psicanalítico, então, é investigativo em sua essência e pode ser utilizado com o propósito clínico ou de pesquisa.

A técnica psicanalítica tem papel importante nas intervenções psicológicas para alívio da dor crônica, pois permite que o paciente identifique as necessidades de sua realidade subjetiva e os conflitos que dela decorrem.

Terapias Comportamentais ou Behavioristas

Baseiam-se nos princípios e teorias da aprendizagem: condicionamento clássico e operante, aprendizagem social e dessensibilização sistemática, entre outras estratégias de modificação do comportamento.

Partem do pressuposto de que comportamentos anormais são decorrentes de aprendizagens deficientes e estabelece um conjunto de procedimentos destinados a promover nova aprendizagem de comportamentos mais adaptados e a "desaprender" comportamentos desadaptados. Utilizam-se, em especial, do fato de que o condicionamento que leva à modificação desejada do comportamento ocorre a partir de esquemas de reforços e punições. As técnicas mais empregadas são: dessensibilização sistemática, prevenção da resposta, modelagem e reforço positivo e negativo.

As indicações mais usuais do emprego dessas técnicas acontecem quando se associam à dor fobias específicas, transtornos compulsivos, dependências, déficits de habilidades sociais, deficiências esfincterianas, entre outras condições. As contraindicações geralmente se dão em casos nos quais os pacientes não toleram o aumento dos níveis de ansiedade ou associados a transtorno de ansiedade moderado e grave, depressão grave, personalidade esquizoide e uso concomitante de benzodiazepínicos.

Essas técnicas, apesar de sua aplicação rápida e de seu manejo aparentemente simples, apresentam base limitada quanto ao seu uso no ambiente natural dos pacientes. Nos casos em que os fatores socioculturais e ambientais exercem forte pressão para a instalação do comportamento doloroso anormal, a técnica do condicionamento operante apresenta pouco efeito a longo prazo.

Terapia Cognitivo-Comportamental

Baseia-se nos conceitos da psicologia cognitiva e social, postula que o fundamento de todos os desvios comportamentais origina-se em pensamentos disfuncionais e entende que as

Tratamentos Psicológicos e Dor | Diferentes Técnicas e Estratégias Clínicas e suas...

emoções básicas são evocadas por percepções ou temas cognitivos que podem ser distorcidos. Assim, as percepções e manifestações observáveis da dor são influenciadas por complexas relações entre eventos ambientais, emoções, ambiente, fisiologia e comportamento individual.

Os principais objetivos do emprego dessa técnica são: identificar e corrigir emoções, cognições distorcidas e pensamentos automáticos que determinam o estilo desadaptativo das relações interpessoais. Além dessas situações, observam-se na literatura relatos de que as intervenções psicológicas relacionadas às técnicas cognitivas reduzem por mais longo prazo as percepções da dor e os comportamentos dolorosos do que as técnicas de condicionamento operante, o que levou o sistema de assistência norte-americano a adotá-lo como padrão para a política de saúde pública. No entanto, ainda não está comprovada a sua eficácia (efetividade-eficiência) definitiva. Assim, é indicada especialmente nos casos de dor crônica em que há associação com depressões, dependências e crises psicológicas agudas.

Hipnoterapia e Hipnose

São estratégias bastante utilizadas para analgesia por meio da indução de um estado de relaxamento semiconsciente, mas preservando o contato sensorial do paciente com o ambiente. O estado de semiconsciência é induzido pela fadiga sensorial, o que leva ao aumento da sugestionabilidade do paciente e, consequentemente, a alterações da percepção sensorial e das funções intelectuais superiores e exacerbação da memória, da atenção e das funções motoras.

O estudo sobre o processo neurofisiológico decorrente do estado de hipnose ainda não está completamente definido, mas acredita-se que existam alterações nas funções cerebrais, como nos mecanismos de atenção, na substância reticular ascendente (SRA) e no tronco cerebral, área responsável por mecanismos atencionais, funções do sono, estado de alerta e percepção sensorial.

Antonio Damásio, em 2000[2], diz que intervenções hipnóticas alteram a sensação de dor, e não a emoção associada a ela. Acrescenta, ainda, que as técnicas hipnóticas promovem mudanças nas avaliações quantitativas das sensações e na percepção da intensidade da dor, além de alterações no córtex somatossensitivo primário (S1) e no córtex do cíngulo. Segundo alguns autores, a analgesia promovida pela hipnose, quando conduzida com fins psicoterápicos associados, também altera as emoções associadas à dor.

Assim, vale ressaltar que a hipnose não é um tratamento psicológico em si, mas uma técnica que pode ser utilizada para atingir a analgesia e o alívio da dor e que, quando faz parte de um rol de procedimentos psicoterapêuticos, apresenta outros fins.

A hipnoterapia é uma combinação de hipnose e intervenção psicoterapêutica. O terapeuta leva o paciente a uma mudança positiva, quando este se encontra profundamente relaxado, em um estado de sugestionabilidade elevada chamado transe.

Algumas contraindicações são descritas na literatura e devem ser observadas no emprego da técnica em alguns pacientes, como aqueles que apresentam grau moderado ou superior de disfunção cognitiva, dificuldades para identificar pensamentos disfuncionais e comunicá-los, dificuldades para a autoinvestigação, além de pacientes psicóticos ou com transtorno de personalidade *boderline* ou antissocial.

Bio/Neurofeedback ou Neuromodulação autorregulada através da psicofisiologia e metacognição

Biofeedback é a modalidade de manejo de condições psicofisiológicas habitualmente fora do controle voluntário, que passam a ser controladas conscientemente por meio do uso de equipamentos de registro das funções. O paciente passa a fazer algo por si de maneira ativa, o que o permite sair da condição passiva diante da dor. O *neurofeedback* é uma das modalidades do *biofeedback* que se utiliza de parâmetros de leitura de sinais da atividade cerebral. Contudo, o mais eficaz, em termos de tratamento, é a utilização de diferentes parâmetros que se integram conforme a necessidade clínica.

Preconiza-se que a neuromodulação autorregulada por meio da aprendizagem (metacognição) é mais eficaz em diferentes condições de dor quando utilizada em conjunto com outras técnicas psicoterápicas, pois o treino independente, embora traga bons resultados, pode se perde por dificuldade da da generalização da aprendizagem, o que ocorre em virtude da carência de um conhecimento procedimental sobre o próprio conhecimento, que é a metacognição.

O objetivo geral é que pacientes com dor aguda ou crônica possam aprender, generalizando-a, a controlar e modular as reações cognitivas, somáticas e emocionais disparadas pelo sistema nervoso.

Atualmente, há protocolos bem estabelecidos e a técnica funciona de doversas maneiras. O objeto de intervenção deve traduzir a modificação do comportamento baseando-se no princípio da obtenção de mudança do comportamento por meio da aprendizagem. Assim, a retroalimentação de informações fisiológicas pela observação de dispositivos de monitoramento deve permitir a promoção do ajuste dos processos corporais a partir dos processos cognitivos e afetivos, integralmente. O processo ocorre, na aprendizagem involuntária, por meio da atividade das funções fisiológicas (psicofisiológica). O *biofeedback* opera com a noção de que os indivíduos têm a habilidade inata e potencial de influenciar o funcionamento automático de seu corpo com empenho e vontade, o que vem mostrando eficácia no controle de uma variedade de eventos fisiológicos.

É importante ressaltar que os instrumentos são utilizados tão somente para o monitoramento, não induzindo a qualquer modificação, nem fisiológica nem comportamental, sendo responsável apenas por fornecer subsídios (a informação fisiológica) para que o indivíduo obtenha a mudança desejada. O estado desejado se adquire por meio do manejo de técnicas de aprendidas de automonitoramento.

Há pelo menos duas possibilidades de emprego de estratégias de automonitoramento por meio do *biofeedback*:

- As que se resumem ao emprego de estratégias de relaxamento, usualmente classificadas como treino e que, no geral, se utilizam da associação com estratégias como relaxamento progressivo ou treinamento autógeno;
- A que se associa ao processo psicoterapêutico que objetiva a metacognição.

Assim, a técnica de *biofeedback* não objetiva unicamente o relaxamento, mas também a alteração comportamental e sua generalização, ou seja, que a aprendizagem se generalize e torne o paciente autônomo, de modo que possa utilizá-la em diferentes momentos de sua vida.

Terapias Brain-based

Abordagens em que o psicoterapeuta trabalha com base nos sistemas de regulação emocional cerebral baseadas em evidências.

Alguns aspectos comuns das terapias baseadas no cérebro e centradas no paciente exigem que os terapeutas estejam atentos aos objetivos deste com relação à terapia, à sua visão sobre as tarefas que lhe serão exigidas e aos seus sentimentos sobre a aliança terapêutica. São abordagens que requerem um tipo especial compreensão do psicoterapeuta para com respeito aos que não está sendo verbalizado e requer abertura e observação, mas não explicitamente não comunicado.

Independentemente de se estabelecer essa sintonia verbal e não verbal, uma nova narrativa a ser construída em conjunto pelo psicoterapeuta e o paciente.

Outros objetivos desde modelo de psicoterapia são: facilitar que o paciente aprenda a gerenciar o estresse e minimizar carga a alostática e melhorar a integração do processamento cerebral no contexto de uma relação de suporte.

A abordagem, inicialmente, foi criada como tratamento do estresse/ansiedade ou trauma e, mais recentemente, têm sido utilizada para o tratamento da dor crônica, sendo considerada efetiva também para pacientes alexitímicos, somatizadores e traumatizados.

Mindfulness

Também chamada de "atenção plena", envolve técnicas de meditação utilizadas para atuação em processos mentais e físicos que contribuem para o comportamento disfuncional e o sofrimento psíquico.

Trata-se de ensinar o paciente a se envolver com a dor exatamente como ela é, relacionando-se com ela de maneira diferente a fim de ressignificar sua experiência.

Essa prática objetiva o surgimento de um sistema de aprendizagem diferente do usual para perceber, tolerar e lidar com a dor desses pacientes.

Eye Moviment Desensitization Reprocessing (EMDR)

Inicialmente desenvolvida para o processamento de memórias traumáticas em quadros de transtorno de estresse pós-traumático (TEPT), essa técnica tem se mostrado uma alternativa interessante para o tratamento da dor crônica.

A *EMDR* é uma abordagem psicoterapêutica integrativa que consiste em um procedimento de dessensibilização juntamente com outras intervenções destinadas a levar o paciente a um estado cognitivo e emocional mais adaptativo e saudável. Compõe-se de diversos elementos de abordagens tradicionais, como o direcionamento de estímulos atuais (comportamentais), a atenção às autoatribuições negativas e positivas (cognitivas), o reconhecimento de questões do desenvolvimento (psicodinâmicas) e a atenção às sensações corporais (somáticas) juntamente com aspectos inovadores e elementos não tradicionais, que incluem a atenção dual e a estimulação sensorial bilateral.

O protocolo básico de tratamento inicia pela avaliação aprofundada e pela preparação com a identificação e a priorização de incidentes e questões que exigem reprocessamento. Utiliza um protocolo de três vertentes, iniciando pela identificação do incidente passado que levou à perturbação atual, das circunstâncias presentes que provocam aflição e do que exige os eventos futuros.

O objetivo da psicoterapia é produzir os efeitos de tratamento mais substanciais possíveis no menor período de tempo, mantendo a função do paciente e evitando a sobrecarga emocional.

Entende-se que o método trata o trauma psicológico facilitando o processamento cerebral e permitindo a dessensibilização e a significação dos eventos passados por meio da reconexão das redes associativas com as redes de recursos psíquicos do sujeito. Da mesma maneira, pode-se inferir que o reprocessamento das redes associativas relacionadas à experiência de dor poderia reorganizar esses registros de modo a desconstruir a memória da dor enquanto uma resposta desadaptativa.

Devido às questões médicas que envolvem a dor crônica, e para ser consistente com os parâmetros estabelecidos, foi desenvolvido um protocolo específico para o tratamento da dor crônica, com cinco sugestões de tarefas de gerenciamento da dor:

1. Manter a dor dentro de níveis toleráveis de gravidade.
2. Analisar o diagnóstico médico e a atitude do paciente com relação ao processo.
3. Identificar e priorizar metas para o reprocessamento de EMDR.
4. Facilitar o relaxamento e a mudança nas sensações de dor.
5. Desenvolver recursos psicológicos para a gestão da dor.

As duas primeiras tarefas são projetadas para garantir que os aspectos médicos do tratamento sejam adequados; já as tarefas seguintes envolvem a facilitação de mudanças nas sensações de dor e o desenvolvimento de novas estratégias de enfrentamento.

Os resultados dos estudos sugerem que o método é consistente com o tipo de abordagem de tratamento indicado pelas formulações neurológicas/psicológicas recentes da dor crônica. Especificamente, parece agir na melhora do enfrentamento e facilitar a redução relativamente permanente da dor e das atitudes e crenças a ela relacionadas.

Brainspotting (BSP)

Abordagem psicoterápica que se utiliza de vivências traumáticas para o tratamento.

O BSP é considerado um tipo de *"super mindfulness"*. Postula que as dificuldades emocionais estão relacionadas às sensações corporais a elas associadas – o objetivo é que o *brainspot* sustente o processo de atenção interna. O enquadre do BSP é baseado nas sensações corporais evocadas pela discussão da memória traumática.

Quando a atenção do paciente está voltada ao seu processo interno, o *brainspot* recruta as regiões pré-frontais e mediais para a observação de emoções, memórias, sensações corporais e cognições. A observação sustentada por conteúdos de informações permite que a mudança curativa aconteça.

Da mesma maneira que o EMDR, o BSP tem sido usado tradicionalmente para o tratamento do TEPT, e, devido à sua rápida e intensa atuação no processamento cerebral, especialmente no nível subcortical, sua aplicação clínica tem se expandido significativamente. O BSP tem ênfase no aspecto não verbal, nas sensações físicas, no registro corporal, e acredita-se que consiga acessar mais especificamente estruturas subcorticais, redes somatossensoriais e memórias implícitas.

Recentes estudos de metanálise propõem-se a discutir evidências clínicas e experimentais das psicoterapias no contexto da dor.

Terapia de Aceitação e Compromisso

Mais conhecida pela sigla ACT, do inglês *acceptance and commitment therapy*, associa processos de aceitação e atenção a processos de compromisso e mudança de comportamento para a criação de flexibilidade psicológica. A psicoterapia é fundamentada na Teoria do Quadro Relacional, que se baseia em pressupostos de linguagem e cognição precisos e empiricamente sólidos e estende sua aplicação a quadros psicopatológicos. Seus pressupostos teóricos são relativamente bem especificados e pesquisas vêm sendo desenvolvidas para que os processos de mudanças almejadas sejam intermediados por seus resultados. Há um crescente e significativo corpo de evidências acerca da eficácia da ACT em diferentes panoramas e, particularmente, na dor.

Em caso de dor crônica, existem métodos de tratamentos psicológicos devidamente comprovados como eficazes, como medidas psicoeducativas, terapia suportiva, terapia comportamental, terapia cognitivo-comportamental, terapia de relaxamento e *biofeedback*, hipnoterapia e métodos imagéticos. Abordagens de tratamento multidisciplinar, incluindo terapia psicológica, foram verificadas como uma possibilidade de tratamento eficaz e econômico para os pacientes com dor crônica que não respondem ao tratamento inicial ou que sofrem de problemas psicológicos (Tabela 5.1).

Tabela 5.1 Propostas de indicações psicoterapêuticas segundo Csaszar *et al.*[3]	
Psicoterapia baseada em evidência em dor: indicações	
Componentes sensoriais	Imaginação dirigida, hipnose, autossugestão relaxamento, treino com *biofeedback*, distração ou deslocamento da atenção, musicoterapia, meditação, técnicas *brain-based*
Componentes afetivos	Psicoterapia suportiva, técnicas baseadas em controle negativo da emoção, psicoterapia psicodinâmica e arte terapia
Componentes cognitivos	Psicoeducação, técnicas baseadas em informações didáticas, terapia cognitivo-comportamental, terapia de enfrentamento cognitivo
Componentes comportamentais	Condicionamento operante, terapia ambiental, terapia comportamental

Tais indicações dedicam-se ao tratamento do paciente com dor crônica, mas há recomendações psicoterapêuticas para casos de dor em diferentes contextos.

COMO AGEM AS INTERVENÇÕES PSICOLÓGICAS EM PACIENTES COM DOR PÓS-OPERATÓRIA?

Nos quadros de dor aguda, uma das funções do psicólogo é identificar estados e comportamentos dolorosos e promover a implantação de técnicas psicológicas para o alívio da dor, objetivando a analgesia e o alívio situacional, além de prevenir a cronificação.

Na equipe de atendimento a pacientes pós-cirúrgicos ou com dor aguda, o psicólogo executa diversas atividades, desde ser consultor da equipe médica e de enfermagem até atuar como prestador de cuidados. No entanto, ele tem um lugar diferenciado na equipe, por dar voz à subjetividade do paciente, oferecendo recursos para uma melhor compreensão das marcas reais e imaginárias que a doença pode provocar. Desse modo, o psicólogo bem treinado pode determinar quais intervenções auxiliarão o paciente a enfrentar ou adaptar-se à situação vivida.

O fato de a cirurgia poder alterar a imagem corporal faz com que o paciente possa vir a desenvolver dificuldades de adaptação; nesse sentido, a atuação psicólogo visa a diminuir a angústia e a ansiedade, favorecendo a expressão dos sentimentos ou fantasias referentes ao procedimento cirúrgico, proporcionando um clima de confiança entre o paciente e equipe de saúde.

A ação terapêutica do psicólogo deve ser dirigida à reorganização do esquema da consciência, promovendo o melhor manejo de mudanças em períodos críticos.

Fatores associados à recuperação favorável são: controle da angústia (e não somente da ansiedade), expectativas realistas, controle atentivo, otimismo realista, espiritualidade, religiosidade, bom suporte social e familiar, capacidade do controle do estado de tensão e relaxamento.

Independentemente de serem causa ou efeito, as comorbidades comportamentais e psicossociais afetam negativamente a gravidade e o curso da doença, a adaptação e as boas respostas aos tratamentos – destes, os bem-sucedidos são aqueles de abordagem integrada e com diferentes métodos de intervenção que podem ser úteis quando conjugados.

A incapacidade relaciona-se diretamente com os humores e as expectativas negativas, a catastrofização, o uso demasiado dos serviços de assistência à saúde e demais eventos adversos, como transtorno do uso de substâncias lícitas e ilícitas, alterações do ritmo do sono, distorções cognitivas e falta de energia, também característicos de condição depressiva e outros quadros, além de resposta ao estresse e dificuldade adaptativa induzida ou decorrente da toxicidade do cortisol, atrofia hipocampal e mudanças cognitivas, devendo ser priorizada nos esquemas terapêuticos.

Componentes da incapacidade são impostos pelas limitações físicas decorrentes e associam-se a determinantes comportamentais, além de modificarem padrões vivenciais. Assim, é mandatório priorizar medidas que reduzam seu impacto e melhorem o desempenho do paciente nas atividades diárias, nos relacionamentos interpessoais e com entes próximos, por serem fatores de vulnerabilidade e resiliência, bem como enfatizar a associação de processos psicológicos e neurobiológicos envolvidos com recompensa, motivação e aprendizado.

O controle modulatório descendente tem sido apontado como o mais efetivo para a reabilitação geral e deve prever o envolvimento de processos de dessensibilização periférica que comumente se encontram magnificados em decorrência de fatores psicossociais presentes de forma simultânea, longitudinal ou antecedente em relação à condição dolorosa e à cronificação.

Está bem estabelecido que a incapacidade causada pela experiência de dor é muito mais devastadora que a intensidade ou a duração dos sintomas, uma vez que a cronificação se relaciona à sensibilização central, dirigindo a fixação mnemônica e determinando os efeitos da percepção do sofrimento vivido.

O QUE O TRATAMENTO PSICOLÓGICO DEVE CONSIDERAR PARA O MANEJO DA DOR PÓS-OPERATÓRIA E DA DOR AGUDA?

As intervenções psicológicas para dor pós-operatória ou aguda objetivam a prevenção do desenvolvimento de dor crônica e o manejo adequado da dor aguda após cirurgia. Assim, os fatores desencadeantes de risco passam a ser duplamente importantes, pois a expectativa de dor parece afetar a intensidade desta, levando a respostas tanto fisiológicas quanto comportamentais.

Ao traçar estratégias para manejar a dor do paciente, o psicólogo deve considerar que a expectativa de dor está relacionada a fatores psicológicos, como a ansiedade, o que afeta diretamente a experiência dolorosa e sua intensidade. Também é preciso ter em mente que os processos neurais influenciam a sensação real de dor e que a representação mental que uma pessoa desenvolve é fator determinante de como a próxima sensação de dor será modulada. Atualmente, sabe-se que a expectativa de elevada intensidade de dor pode provocar uma maior valorização da dor sentida, visto que a percepção da dor pode ficar alterada devido ao seu valor de ameaça natural.

É fato que muitos tratamentos médicos visando à cura podem ter – e geralmente têm – consequências dolorosas e causar sofrimento. A dor, sob essa ótica, consiste em uma percepção somatossensorial seguida por uma imagem mental transitória da mudança local no corpo (nocicepção), por um lado, e em uma emoção desagradável, por outro.

Em muitos casos, encontram-se situações em que a remissão dos sintomas está permeada pela sensação de cura, ocorrendo certa ambivalência entre a sensação de vulnerabilidade e o medo de uma recidiva, com ansiedade de morte onipresente; sentimento de abandono; desorientação do quadro de cuidados; sintomas como medo de reincidência, induzindo à baixa autoestima; preocupação mórbida com a morte; abandono; e labilidade emocional, muitas vezes observada por conta do isolamento, acrescido de dificuldade de reintegração social, profissional e familiar. Esses sentimentos ocorrem em qualquer "desordem psíquica transitória", independentemente de sua duração, sendo necessário promover a elaboração mental da sensação de cura e remissão.

O potencial das intervenções psicológicas, tanto de curto quanto de longo prazo, é enorme no tratamento de distúrbios orgânicos, mas não tem sido suficientemente utilizado em condições crônicas nem em situação de dor pós-operatória. O que se observa é uma certa cisão entre os conceitos de dor orgânica e dor mental em favor de uma perspectiva psicobiológica.

Os objetivos das intervenções psicológicas em condições de dor pós-operatória, seja aguda, seja crônica, vão de encontro com o que preconiza documentos da IASP, que visa ao fornecimento de informações relacionadas com o problema, a alteração de crenças e comportamentos disfuncionais, a intervenção nas incapacidades e na percepção da dor, a atenção ao tratamento de descompensações (p. ex., depressão, ansiedade, agressividade, ou hostilidade), a mediação de possíveis conflitos do paciente com a equipe de saúde, a família ou os cuidadores e a promoção de medidas que contribuam para a redução da eventos como suicídio e recidivas.

AS PSICOTERAPIAS SÃO OS ÚNICOS TRATAMENTOS PSICOLÓGICOS INDICADOS PARA O PACIENTE COM DOR?

Além das psicoterapias, existem diversas técnicas de reabilitação psicológica para o paciente com dor crônica, as quais têm se mostrado eficazes quando bem encaminhadas.

Para cada pessoa que segue o esquema preconizado na área psicológica, e após avaliação especializada, deve-se indicar um método apropriado de reabilitação. Essa estratégica implica o uso de alguma técnica de intervenção, que pode ser mais relacionada à esfera psicossocial

(Figura 5.2), à condição psicofisiológica ou à reabilitação neuropsicológica, que se dedica especialmente aos aspectos das funções cognitivas globais.

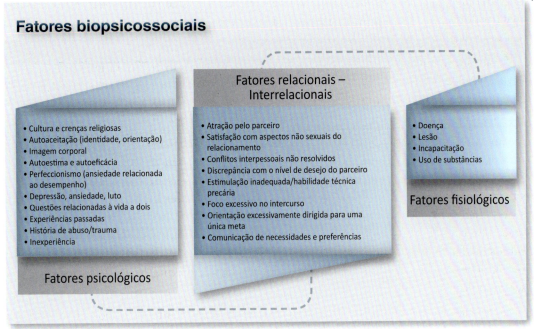

Figura 5.2 Fatores psicossociais e suas consequências.

Devem ser solicitadas quando o paciente apresenta alterações cognitivas ou comportamentais que não se explicam somente pela doença primária ou quando a adesão ao tratamento está prejudicada. Também podem ser solitadas quando há dificuldades na adaptação para a vida social, profissional e afetiva. Mais detalhes sobre este tema podem ser encontrados em Goto e Perissinotti (2017), citado nas sugestões de leitura.

Um dos elementos importantes na abordagem interdisciplinar da dor diz respeito à compreensão dos profissionais de saúde a respeito do modelo biopsicossocial. Se o profissional de saúde tiver essa compreensão, terá maior clareza sobre necessidade de intervenções que contemplem os aspectos psicológicos. Saber quando e como encaminhar o paciente para um psicólogo é determinante para que ele concorde com essa abordagem.

MAS QUANDO OU POR QUE ENCAMINHAR O PACIENTE PARA UMA INTERVENÇÃO PSICOLÓGICA?

O modelo de bandeiras consiste em uma proposta de identificação de aspectos psicossociais que podem configurar barreiras para a recuperação, permitindo aos profissionais envolvidos no tratamento da dor a identificação de elementos preditores ou complicadores do tratamento ou da recuperação do paciente. Além disso, facilita o diagnóstico desses aspectos e justifica o encaminhamento do paciente a outros profissionais.

Com base no modelo de bandeiras, foram estabelecidos alguns elementos, conforme apresentado na Tabela 5.2.

Tabela 5.2 Modelo bandeiras de orientação para tratamento psicológico.		
Tipo de bandeira	Natureza	Exemplos
Vermelha	Sinais sérios de patologias	Cauda equina, fratura, tumor
Alaranjada	Transtornos mentais importantes	Transtornos de personalidade, transtorno depressivo maior
Amarela	Crenças disfuncionais e aspectos avaliativos	Crenças disfuncionais sobre a dor (percepção da lesão como algo incontrolável ou passível de agravo), expectativas de mau resultado ao tratamento, retorno tardio ao trabalho
	Emoções negativas	Sintomas de estresse, medo e ansiedade
	Comportamentos excessivos de dor	Evitar atividades devido a expectativas de dor e possível recidiva, dependência excessiva de tratamentos passivos (compressas frias ou quentes, uso de analgésicos)
Azul	Aspectos laborais	Crença de que o trabalho é muito oneroso e passível de causar mais dano físico ou de que seu supervisor e colegas de trabalho não oferecem apoio
Preta	Aspectos sociais ou contextuais	Legislação que restringe opções para retorno ao trabalho, litígio ou conflito com a Previdência Social, excesso de cuidado familiar, trabalho pesado, reduzida oportunidade de promoção

Cabe ao psicólogo, a partir das evidências apontadas pela literatura e pautado em sua experiência clínica, delinear um plano terapêutico segundo as necessidades de cada paciente, considerando suas características cognitivas, afetivas e socioeconômicas, bem como as modalidades de intervenção individual ou grupal e a disponibilidade de serviços interdisciplinares e/ou psicoeducativos.

REFERÊNCIAS BIBLIOGRÁFICAS

1. Flor H. Lost in translation: psychologische mechanismen und psychotherapie. Verhaltenstherapie. 2015;25:111-7.

2. Damásio, A. O Mistério da Consciência: Do corpo e das emoções do conhecimento de si. São Paulo: Companhia das Letras, 2000.

3. Csaszar N, Bagdi P, Stoll DP, Szoke H. Pain and psychotherapy, in the light of evidence of psychological treatment methods of chronic pain based on evidence. J Psychol Psychother. 2014;4:3.

SUGESTÕES DE LEITURA

Andrasik F, Flor H. Perissinotti DMN. Biofeedback no tratamento da dor. In: Alves Neto O, Costa CMC, Siqueira JTT, Teixeira MJ (orgs.). Dor: princípios e prática. 1.ed. Porto Alegre: Artes Médicas; 2009.

Carragee EJ. Clinical practice. Persistent low back pain. N Engl J Med. 2005; 5;352(18):1891-8.

Eimer BE, Freeman A. Pain management psychotherapy: a practical guide. Nova York: John Wiley; 1998.

Griffith LJ. Why psychotherapy helps the patient in chronic pain. Psychiatry (Edgmont). 2008;5(12):20-7.

Goto F, Perissinotti DMN. Reabilitação psicológica do paciente com dor: Neuropsicologia clínica. In: Posso IP, Grossmann E, Fonseca PRB, Perissinotti DMN, et al (eds). Tratado de Dor – Publicação da Sociedade Brasileira para Estudo da Dor. São Paulo Atheneu, 2017, vol 2, Cap127, p. 1545-1557. ISBN:9788538808282

Pagnini F, Zanini S, Gislon MC. Patient's needs and psychotherapy integration. International J Psychother. 2013;17(3):20-3.

Perissinotti DMN, Mattos PF. Terapias comportamentais e psicológicas no controle da dor. In: Posso IP, Grossmann E, Fonseca PRB, Perissinotti DMN (eds). Tratado de dor – Publicação da Sociedade Brasileira para Estudo da Dor. São Paulo: Atheneu; 2017.

Perissinotti DMN. Procedimentos psicoterápicos para o tratamento da dor. In: Teixeira MJ; Figueiró JAB (ed.). Dor: epidemiologia, fisiologia, avaliação, síndromes dolorosas e tratamento. São Paulo: Moreira Jr.; 2001.

Perissinotti DMN. Psicoterapias: indicação, modalidades e tratamento para doentes com dor. In: Figueiró JAB, Angelotti G, Pimenta CAM (orgs.). Dor e saúde mental. São Paulo: Atheneu; 2005.

Roditi D, Robinson ME. The role of psychological interventions in the management of patients with chronic pain. Psychol Res Behav Manag. 2011;4:41-9.

Zanini S, Voltolini A, Gragnano G, Fumagalli E, Pagnini F. Changes in pain perception following psychotherapy: the mediating role of psychological components. Pain Research and Management. 2018;(3):1-15.

capítulo **6**

Jamir Sardá Júnior.

Intervenções Psicoeducativas e sua Utilidade no Panorama do Tratamento da Dor

O QUE DIFERE AS INTERVENÇÕES INTERDISCIPLINARES E PSICOEDUCATIVAS?

As intervenções intituladas como terapias comportamentais, psicocomportamentais, psicológicas ou, ainda, psicoterápicas são métodos não invasivos que, apesar de representarem risco mínimo ao paciente, exigem seu envolvimento ativo. Essas intervenções demandam mais tempo do paciente e do profissional de saúde e preveem o estabelecimento formal e estruturado de um contrato de trabalho.

Para serem implementadas, deve haver uma avaliação prévia a fim de verificar a presença de estressores e "gatilhos" que desencadeiam reações e analisar a relevância de fatores psicossociais, intrapsíquicos, relacionais e comportamentais na origem, na gravidade e na manutenção dos sintomas, incapacidades e comportamentos dolorosos e disfuncionais. É fundamental detectar a presença de dados relevantes na história biopsicossocial do paciente, pois a partir disso é possível reconhecer os reforçadores sociais mantenedores de suas incapacidades e a compreender como afetam sua vida. Deve-se, ainda, identificar fatores pessoais, do ambiente e culturais que possam influenciar o significado que o paciente atribui à situação de crise na qual se encontra, uma vez que sua maneira de enxergá-la pode fazer com que a situação pareça ainda pior do que realmente é.

QUASE SÃO AS DIFERENÇAS ENTRE PSICOTERAPIA E PSICOEDUCAÇÃO?

Psicoeducação é uma intervenção terapêutica realizada com base em informações sistemáticas, estruturadas e didáticas sobre um determinado transtorno físico ou mental e seu tratamento, incluindo também aspectos emocionais, com o intuito de capacitar os pacientes e seus familiares a enfrentarem situações e questões práticas decorrentes desse transtorno.

As intervenções psicoeducativas são amplamente utilizadas na abordagem cognitiva comportamental, mas não são exclusivas dessa metodologia. O modelo psicoeducacional envolve diferentes teorias psicológicas e educativas, além de utilizar dados teóricos de outras disciplinas, como educação, filosofia, medicina, psicologia, entre outras, a fim de ampliar o fornecimento de informações ao paciente de modo que ele alcance um entendimento não fragmentado de seu problema de saúde e motive-se a participar de seu tratamento.

Já a psicoterapia é prática do psicólogo, constituindo-se, técnica e conceitualmente, em um processo científico de compreensão, análise e intervenção realizado a partir da aplicação sistematizada e controlada de técnicas e métodos psicológicos reconhecidos pela ciência, pela prática e pela ética profissional, com o objetivo de promover a saúde mental e proporcionar ao paciente condições para o enfrentamento de conflitos e/ou transtornos psíquicos. Uma das características inerentes à psicoterapia é o fato de estar baseada em um processo psicodiagnóstico e marcada por uma relação interpessoal próxima.

Percebe-se, então, que as diferenças entre psicoterapia e psicoeducação áreas de atuação profissional, o que fica claro porque:

- O processo psicoterapêutico envolve um diagnóstico mais aprofundado e complexo do paciente;
- A prática da psicoterapia pressupõe uma formação aprofundada em uma abordagem psicológica.

Por outro lado, é perfeitamente compreensível que profissionais de saúde capacitados e com formação específica atuem em processos educativos a fim de reestruturar aspectos cognitivos utilizando métodos de aprendizagem. Isso acontece porque educação é terapia e conhecimento é um agente terapêutico; porém, essa ação não é necessariamente uma intervenção psicoterapêutica.

Intervenções Psicoeducativas e sua Utilidade no Panorama do Tratamento da Dor **129**

Nas últimas décadas, diversos problemas de saúde têm sido abordados por meio de abordagens psicoeducativas, como ocorre em grupos para gestantes, controle de hipertensão arterial, tabagismo, entre outros. Existem inclusive intervenções psicoeducativas para transtornos mentais importantes, como transtorno bipolar e esquizofrenia, ou mais simples, como manejo de estresse e ansiedade, que não se configuram como um processo psicoterapêutico.

QUAIS ASPECTOS SÃO ABORDADOS?

Embora a psicoeducação não seja uma nova abordagem, tem ressurgido com bastante força no tratamento da dor, principalmente com a colaboração de profissionais de fisioterapia e enfermagem, que em geral tiveram uma sólida formação em psicologia em geral após a graduação.

COMO PODEM SER DESCRITAS AS MODALIDADES DE INTERVENÇÕES PSICOEDUCATIVAS?

Diante das características de cada intervenção psicoeducativa, analisando-se os aspectos negativos e positivos de cada uma, é importante considerar:

- O objetivo da intervenção;
- O conteúdo da intervenção;
- A duração e a extensão da intervenção;
- As características da população;
- A necessidade de reestruturação da intervenção ao longo do processo;
- Os recursos disponíveis.

Os aspectos referentes ao conteúdo das intervenções merecem destaque, uma vez que representam cerne da intervenção. Os principais aspectos abordados nas intervenções psicológicas, incorporados com frequência aos programas interdisciplinares descritos na literatura, podem ser amplamente abordados em intervenções psicoeducativas, como:

- Identificação dos fatores que contribuem para a dor;
- Ampliação dos recursos no enfrentamento da dor;
- Redução da incapacidade física e funcional relacionada à dor;
- Abordagem de pensamentos e crenças disfuncionais (autoeficácia e catastrofização);
- Manejo do sofrimento psíquico (estresse, ansiedade e depressão).

A complexidade ou profundidade e a frequência com que esses aspectos são abordados talvez sejam as principais diferenças entre intervenções psicoeducativas e processos psicoterapêuticos. Certamente pacientes mais comprometidos ou com questões mais complexas a serem trabalhadas necessitam de um processo psicoterapêutico intenso. Por outro lado, o custo mais reduzido, a possibilidade de intervenções mais precoces e a maior acessibilidade à população representam vantagens importantes das intervenções psicoeducativas.

Mais recentemente, as neurociências têm trazido informações importantes sobre a psicoeducação, ampliando a compreensão desse processo, suas modalidades e as técnicas empregadas. Embora existam evidências da eficácia das intervenções interdisciplinares, geralmente denominadas "programas multidimensionais", os conhecimentos produzidos na última década têm contribuído para adicionar elementos a essas abordagens, permitindo, em determinados casos, delinear intervenções menos dispendiosas, uma vez que alguns programas necessitam de um grande número de profissionais especializados, por serem realizados em nível de atenção de alta complexidade, demandando também muitas horas de intervenção no atendimento de pacientes com dor crônica há longo tempo. O Pain Management and Research Centre (PMRC), do Royal North Shore Hospital (RNSH), na Austrália, tem um programa bastante efetivo, com duração de 120 h, distribuídas em 15 dias, com intervenções multidisciplinares de 6 h diárias. Nesse sentido, intervenções educacionais baseadas nas neurociências vêm sendo desenvolvidas na área da fisioterapia há quase 20 anos, agregando conceitos de diversas áreas de acordo com as experiências dos programas multidimensionais.

Cabe ressaltar que essas abordagens não pretendem diminuir a importância das intervenções multidimensionais nem das abordagens psicoeducativas ou da psicoterapia. Pelo contrário; elas têm ampliado esses horizontes, conforme mostra a Tabela 6.1.

Tabela 6.1 Características das intervenções psicoeducativas.

Tipos de intervenções educativas	Aspectos positivos	Aspectos negativos
Interação verbal individualizada	• Interação pessoal • Paciente e condição específica • Capacidade de responder perguntas dos pacientes	• Alto custo financeiro e de mão de obra • Eficácia limitada para comunicação em massa • Gasto de tempo
Vídeo/DVD	• Baixo custo e fácil produção • Educação em massa • Mensagem padronizada	• Caráter impessoal • Capacidade limitada para responder perguntas dos pacientes • Impossibilidade de realizar modificações para circunstâncias específicas
Websites	• Mensagem padronizada • Interatividade • Acessibilidade • Educação em massa • Engajamento com plataformas de aprendizado atuais/futuras	• Caráter impessoal • Custo para desenvolvimento e manutenção • Limitações de Telessaúde com faturamento e licenciamento • Possibilidade de desatualização

(Continua)

Intervenções Psicoeducativas e sua Utilidade no Panorama do Tratamento da Dor **131**

Tabela 6.1 Características das intervenções psicoeducativas. *(Continuação)*

Tipos de intervenções educativas	Aspectos positivos	Aspectos negativos
Panfletos/brochuras	• Baixo custo e fácil produção • Educação em massa • Mensagem padronizada	• Caráter impessoal • Baixa conformidade • Monotonia, podendo causar desinteressante • Incapacidade de responder perguntas específicas dos pacientes de modo individualizado
Anúncios na televisão	• Educação em massa • Recurso visual e auditivo • Capacidade de mudar o comportamento • Mensagem padronizada	• Alto custo • Necessidade de repetição em virtude do curto tempo de exposição (30 segundos) • Incapacidade de responder perguntas específicas dos pacientes de modo individualizado
E-mail	• Extrema rapidez • Atualização tecnológica • Caráter pessoal	• Possibilidade de demora • Limitações tecnológicas do paciente • Questões de privacidade • Problemas de faturamento
Modelos conjuntos	• Visual • Realista • Acompanha a educação verbal	• Pode causar medo • Conteúdo biomédico • Foco indutor no medo em aspectos negativos (p. ex., "discos salientes" em cor vermelha, indicando sangramento e inflamação)
Escola de Coluna	• Treinamento padronizado • Trabalho em grupo	• Pode causar medo • Eficácia limitada • Conteúdo biomédico • Trabalho pouco individualizado

EXISTEM DIVERGÊNCIAS ENTRE ABORDAGEM PSICOEDUCATIVA E EDUCAÇÃO BASEADA NAS NEUROCIÊNCIAS EM DOR?

Nos últimos 70 anos, têm sido desenvolvidas intervenções multidimensionais com eficácia já reconhecida na abordagem de aspectos psicológicos e psicoeducativos, ampliando a prática da psicologia nesse campo. Mais recentemente, outros profissionais de saúde, em especial enfermeiros e fisioterapeutas, têm ampliado suas práticas profissionais apropriando-se de conhecimentos das neurociências, como psicologia e linguística, e aplicando cada vez mais intervenções psicoeducativas, com base no pressuposto de que a educação e o conhecimento são terapêuticos.

De maneira geral, a abordagem educacional em dor baseada nas neurociências (PNE, do inglês Pain Neuroscience Education)[1] trata os seguintes aspectos:

- Neurofisiologia da dor (sem enfatizar o modelo anatomopatológico);
- Padrões nociceptivos, sinapses, potenciais de ação e aspectos facilitadores da espinha;
- Sensibilização central e periférica e plasticidade do sistema nervoso;
- Aspectos psicológicos e crenças que interferem na dor.

Essas intervenções consistem em sessões individuais de 30 min associadas à abordagem fisioterapêutica, visto que a intervenção educacional não é considerada efetiva quando aplicada isoladamente.

Intervenções em grupo também têm sido desenvolvidas, porém em programas multidimensionais tradicionais, como o PMRC-RNHS, menos sofisticado e com menos recursos visuais.

TODO PACIENTE COM DOR DEVE SER ENCAMINHADO AO PSICÓLOGO?

Não. Em geral, devem ser encaminhados ao psicólogos apenas aqueles que apresentam incapacidade física e funcional, questões laborais ou familiares importantes, resposta reduzida às intervenções prévias ou sintomas de estresse, ansiedade, depressão ou outro transtorno mental importante.

PSICOEDUCAÇÃO É O MESMO QUE PSICOTERAPIA?

Não. A psicoterapia é um processo que compreende um diagnóstico e uma intervenção mais complexa e aprofundada. Ainda assim, pacientes mais complexos podem se beneficiar ou mesmo necessitar de uma intervenção psicoeducativa.

TODO PACIENTE SE BENEFICIARIA DE UMA INTERVENÇÃO PSICOEDUCATIVA?

Sim. Compreender o processo de adoecimento em termos dinâmicos auxilia no tratamento de qualquer doença. Nesse sentido, a psicoeducação pode proporcionar à pessoa com dor crônica informações que a auxiliarão a mudar sua maneira de lidar com a dor e seus sintomas.

CONSIDERAÇÕES FINAIS

Viver com dor não é normal; por isso, o paciente deve procurar ajuda para tratar ou recuperar sua funcionalidade física e mental, bem como sua autonomia. O caminho percorrido para a

Intervenções Psicoeducativas e sua Utilidade no Panorama do Tratamento da Dor

reabilitação de pessoas que sofrem de dor crônica envolve diversos profissionais da saúde, como médico, psicólogo, fisioterapeuta, terapeuta ocupacional e professor de educação física, além de nutricionista, para orientar sobre aporte nutricional, e assistente social, para auxiliar em questões de direitos e deveres do trabalhador e do portador de doença crônica, quando se aplica.

Teoricamente, o paciente com dor crônica deveria ter todas as abordagens médicas e não médicas (não farmacológicas) no mesmo local, e os profissionais deveriam fazer reuniões sistemáticas para decidir em conjunto o planejamento do tratamento; em alguns casos, o paciente poderia até participar dessas reuniões. Infelizmente, porém, essa não é a realidade do tratamento da dor, tanto no Brasil quanto em outros países desenvolvidos.

Recursos humanos e financeiros limitam significativamente o tratamento multiprofissional. Por isso, recomenda-se que a atuação de cada profissional se adapte às prioridades do paciente ou à necessidade específica observada pelo profissional que já o acompanha. Por exemplo, um paciente com dor neuropática no pé procura um fisioterapeuta para complementar seu tratamento farmacológico. Ao avaliar o paciente, o fisioterapeuta percebe vulnerabilidade e sensação de tristeza profunda, emoções que limitam o prognóstico. Assim, de acordo com o modelo biopsicossocial, nota-se que o aspecto psicológico é o mais abalado no momento, devendo-se encaminhar o paciente a um psicólogo.

Para o sucesso do tratamento da dor, é fundamental ter uma boa relação com o paciente e, sempre que possível, com demais profissionais que o assistem.

REFERÊNCIA BIBLIOGRÁFICA

1. Louw A. Pain neuroscience education. Minneapolis: OPTP, 2018.

SUGESTÕES DE LEITURA

Roditi D, Robinson ME. The role of psychological interventions in the management of patients with chronic pain. Psychol Res Behav Manag. 2011;4:41-9.

Morley S, Williams A, Eccleston C. Examining the evidence about psychological treatments for chronic pain: time for a paradigm shift? Pain: Topical Review. 2013;154:1929-31.

Portelli P. Psychosocial interventions pain management. J Anaesthesiol Crit Care. 2018;1(1:3):1-4.

Nicholas MK, Linton SJ, Watson PJ, Main JC. Early identification and management of psychological risk factors ("yellow flags") in patients with low back pain: a reappraisal. Phys Ther. 2011;91(5):1-17.

Schatman ME. Interdisciplinary chronic pain management: international perspectives. Pain Clinical Updates. 2012;20(7).

Turk DC, Swanson K. Efficacy and cost-effectiveness treatment for chronic pain: an analysis and evidence-based synthesis. In: Schatman ME, Campbell A (eds.). Chronic pain management: guidelines for multidisciplinary program development. New York: Informa Healthcare; 2007.

Litto FM. Educação e transdisciplinaridade. São Paulo: Núcleo de Pesquisa das Novas Tecnologias de Comunicação Aplicadas à Educação; 1999.

Lemes CB, Ondere Neto J. Aplicações da psicoeducação no contexto da saúde. Temas em Psicologia. 2017;25:17-28.

Conselho Federal Psicologia. Especifica e qualifica a psicoterapia como prática do psicólogo. CFP. 2000.

capítulo 7

Juliana Barcellos de Souza ■
Dirce Maria Navas Perissinotti

Tratamentos Não Psicológicos e Não Farmacológicos | Conhecer para não Perecer de Dor

COMO REABILITAR QUEM TEM DOR?

Os autores deste capítulo optaram por se concentrar sobre alguns aspectos dos tratamentos não farmacológicos. Por um lado, teóricos alegam que estes são tratamentos subutilizados no manejo da dor; por outro, clínicos carecem de maior compreensão científica sobre os métodos. Contudo, teóricos e clínicos reconhecem que são tratamentos muito apreciados pelos usuários, embora pouco difundidos. A partir da compreensão do fenômeno doloroso e dos conceitos fisiológicos básicos, tais tratamentos propõem-se a identificar os diferentes meios físicos e fisiológicos.

Deve-se ressaltar que todo tratamento que visa a restabelecer uma função, seja do organismo,seja acerca do aspecto mental, enquadra-se no rol de medidas de reabilitação. Tem-se, então, a reabilitação física, a psicológica, (que inclui a neuropsicológica, a afetivo--emocional e a psicossocial), a social, a laborativa, entre outras.

O QUE SIGNIFICA REABILITAR E REABILITAÇÃO? QUAIS SÃO SUAS RELAÇÕES COM A DOR?

O campo da reabilitação de pessoas com limitações (dificuldades) tem diferentes métodos e aplica-se a modelos distintos, como aqueles que envolvem processos lentificados, alentecidos ou retardados e/ou deficientes, doenças progressivas e estáticas, aprendizado, cognição, memória ou problemas relacionados à programações culturais, psicológicas, mentais, psiquiátricas e neurológicas.

Em 2004, a Organização Mundial de Saúde (OMS)[1] conceituou reabilitação como:

> [...] atividade proativa com objetivo orientado para restaurar funções e/ou maximizar o quanto possível as funções e buscar o melhor nível de independência, física, psicológica, social e econômica.

Para o desenvolvimento do processo de reabilitação geral, atualmente mais voltado às atividades físicas complexas no contexto da funcionalidade, muitas vezes aspectos relacionados às demandas cognitivas e emocionais carecem de ativa integração. Seus objetivos são: recuperar as habilidades, desbloquear as funções cognitivas comprometidas, buscar a reabilitação cognitiva, estimular a socialização, conscientizar quanto aos sintomas, resgatar a relação paciente--família, prevenir doenças dos familiares e/ou cuidadores, estacionar o processo demencial, desenvolver linhas de pesquisas e visar à formação de recursos humanos.

Reabilitar é, por definição, a área de pesquisa e atuação clínica dedicada ao "treino" de processos, entre eles os motores, os cognitivos, os afetivos e os psicossociais, por meio de diferentes técnicas que têm como objetivos:

- Restaurar as funções comprometidas;
- Desbloquear funções, compensar de funções mal restauradas/estabelecidas;
- Promover autonomia e independência área de atuação multidisciplinar.

Reabilitação física é um processo amplo e dinâmico dirigido para a recuperação de funções físicas e motoras e envolve várias dimensões, objetivando tratar ou atenuar as incapacidades causadas por doenças crônicas, sequelas neurológicas ou lesões decorrentes de acidentes de trânsito, de trabalho, entre outras condições. Por reabilitação física entende-se todas a técnicas que visam à melhora de uma função corporal a partir de meios físicos, exercícios ou instrumentos.

Reabilitação psicológica é definida como aquela dirigida a pessoas que apresentam alguma deficiência ou doença crônica, problemas mentais ou emocionais, transtornos por uso de

Tratamentos Não Psicológicos e Não Farmacológicos | Conhecer para não Perecer de Dor

substâncias e dor crônica, condições que dificultar o desempenho em tarefas diárias. O objetivo da reabilitação psicológica é auxiliar pessoas com deficiências e condições crônicas de saúde a melhorar sua qualidade de vida. A reabilitação psicológica inclui todos os fatores que contribuem para o bem-estar e a recuperação, desde o apoio que os indivíduos recebem da família e dos amigos até os relacionamentos que mantêm com sua equipe de provedores de tratamento.

Psicólogos da reabilitação trabalham em uma variedade de configurações, incluindo hospitais de cuidados agudos, centros de saúde, de reabilitação física e de pacientes internados e ambulatórios, onde houver instalações de cuidados de vida assistida e de longo prazo. Trabalham ainda em centros de dor e de esportes e em instalações de reabilitação cardíaca. Além disso, atuam em agências comunitárias que atendem pessoas com deficiências específicas ou doenças crônicas, como paralisia cerebral, esclerose múltipla, lesão medular, lesão cerebral ou surdez.

Os psicólogos da reabilitação apoiam os indivíduos enquanto lidam com os desafios mentais e físicos que suas condições impõem. Eles costumam ensinar aos seus pacientes como se adaptar e fazer escolhas de estilo de vida que promovam a boa saúde e sua manutenção.

Reabilitação psicossocial promove a recuperação pessoal, a integração bem-sucedida à comunidade e a qualidade de vida satisfatória para pessoas que têm alguma doença mental ou que se preocupam com sua saúde mental. Eles se concentram em ajudar os indivíduos a desenvolver habilidades e acessar os recursos necessários para aumentar sua capacidade de sucesso e satisfação nos ambientes de vida, no trabalho, no aprendizagem e no meio social de sua escolha, fornecendo um amplo conjunto de serviços e apoios.

Reabilitação neuropsicológica é definida como o processo em que indivíduos com disfunções neuropsicológicas que envolvem o processamento cognitivo ou emocional têm uma participação ativa com o objetivo de atingir um nível ótimo de funcionamento físico, social e psicológico. A meta é habilitar o sujeito a funcionar o mais adequadamente possível em seu ambiente.

De modo geral, a reabilitação do paciente com dor crônica prevê uma série de procedimentos multidisciplinares em que tanto aspectos afetivos, psicossociais e cognitivos quanto aspectos motores são objeto de ação terapêutica. Para tanto, programas de reabilitação são desenvolvidos objetivando a reintegração e a reinserção na vida laborativa e produtiva.

COMO AS TERAPIAS NÃO FARMACOLÓGICAS E NÃO PSICOLÓGICAS AJUDAM NO ALÍVIO DA DOR?

Há uma expressão popular que diz "me sinto bem no meu corpo", referindo-se à sensação de *agora* sentir-se melhor, em um contexto amplo. O "sentir-se bem" abrange mais do que uma sensação física, envolvendo também o bem-estar emocional, social e espiritual. No cotidiano popular, o movimento é uma das características mais importantes da saúde física, pois representa a autonomia para atender às suas próprias necessidades, como locomoção e autocuidado. Quando uma pessoa adoece, a perda de suas habilidades físicas (funcionais) interfere diretamente em seu cotidiano e no daqueles que estão próximos a ela, pois a ajuda solicitada pode ficar comprometida. Diferentes problemas podem abalar a saúde física, como fraqueza intensa (desnutrição), falta de ar (problemas cardíacos ou respiratórios) e dor (lombalgia). Os problemas decorrentes, como os emocionais, também interferem nas relações pessoais e dificultam a participação social e a expressão de emoções, seja por ansiedade (estresse pós--traumático) ou tristeza profunda (depressão), seja por dor (luto).

Há profissionais da saúde cujo foco de tratamento é a recuperação de funcionalidade, autonomia e lazer. São os que se ocupam com a recuperação do movimento por diferentes meios, estímulos e técnicas. O cerne do trabalho está em fornecer meios para que haja melhora na percepção do movimento dentro de um contexto, ou seja, um movimento funcional, útil para o paciente em seu cotidiano. Fundamenta-se na emoção e na motivação para realizar o movimento, superando medos e crenças relacionados à lesão e à dor ao executar determinadas tarefas ou atividades. Acredita-se que a integração do movimento à emoção é um facilitador para a transposição de habilidades adquiridas às necessidades do dia a dia.

Neste capítulo, serão abordados os modelos conceituais de saúde e de dor. Esses modelos são importantes para a compreensão dos fundamentos que regem os atendimentos dos profissionais da reabilitação física, os quais, sem recorrer a fármacos, utilizam estímulos físicos, motivacionais, reais e simulações para potencializar a recuperação do paciente. Segue ao modelo conceitual a breve descrição da recuperação de funcionalidade, produtividade e lazer, destacando-se os profissionais que atuam nessas fases do processo de reabilitação.

QUAIS MODELOS CONCEITUAIS AUXILIAM NO MANEJO DA DOR?

O bem-estar físico e emocional é descrito como um bom indicador de saúde. A OMS e várias outras entidades consideram que o termo "saúde" representa muito mais do que a simples ausência de doença. A OMS recomenda que os contextos social e educacional também estejam entre os indicadores de saúde. Por exemplo, uma região sem saneamento básico está exposta a maior risco de contaminação da água e aumenta as chances de adoecimento, e sabe-se que quanto mais a pessoa adoece, mais ela sensibiliza seu sistema de proteção (sistema imunológico e mecanismos de controle da dor), agravando seu estado de saúde. Outro exemplo é o acesso a meios de transportes, pois indica a facilidade de ir e vir, seja para uma consulta médica, para uma festa ou para o trabalho. A participação social e laboral inter-relaciona-se com aspectos físicos e emocionais.

Desse complexo modelo de saúde, surgiu uma proposta de profissionais da saúde e pesquisadores da área de um método de avaliação e tratamento: a Classificação Internacional da Funcionalidade e da Incapacidade (CIF). Este modelo, publicado pela OMS, veio para complementar a Classificação Estatística Internacional de Doenças e Problemas Relacionados à Saúde (CID) e colocar em destaque aspectos mais abrangentes que a ausência de doença, inexistência de uma patologia em si (ausência de um CID).

Na Figura 7.1, apresenta-se o modelo CIF. A direção das setas indica sempre dois sentidos para representar a ausência de hierarquia entre os elementos e fatores. Isto é, a pessoa pode ter saúde prejudicada pela presença de comprometimento em qualquer um dos elementos: perda de função ou lesão em estruturas corporais, predisposição por fatores pessoais ou ambientais, perda de habilidade para realizar alguma atividade etc. Interpreta-se a condição de saúde do paciente a partir da interação e da complementação dos fatores. Profissionais de saúde, como fisioterapeutas, terapeutas ocupacionais, assistentes sociais, entre outros, têm recebido motivação de órgãos públicos para a capacitação e utilização desse modelo.

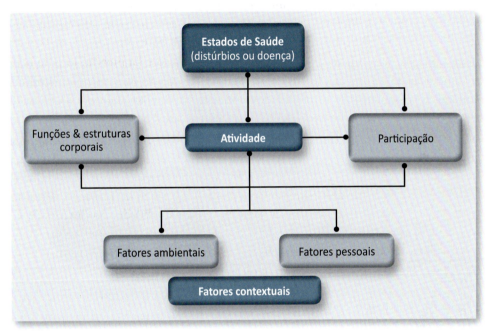

Figura 7.1 Modelo CIF.

O modelo teórico da CIF pode ser transposto ao estudo e ao tratamento da dor. Embora pesquisadores e clínicos abordem a dor em um modelo biopsicossocial (BPS), ambos não estão tão distantes um do outro, principalmente pelo fato de o modelo da CIF evoluir do modelo BPS.

O modelo de saúde BPS está descrito há mais de 40 anos e ainda representa um desafio na prática clínica. Nesse modelo, colocam-se em evidência três grandes fatores: biológico (exame clínico, físico, laboratorial etc.), psicológico (ansiedade, medo, tristeza etc.) e social (participação social, lazer, trabalho etc.).

A dor é uma sensação subjetiva e desagradável que envolve características biológicas, psicológicas, sociais e espirituais. O fator biológico talvez seja o mais facilmente compreendido, pois uma dor causada por um trauma (p. ex., torção de tornozelo), uma infecção (urinária, respiratória ou outra) ou um pós-operatório, por exemplo, é mais difundida.

O fator psicológico está *sempre* associado à dor e caracteriza-se pelo significado que se atribui à dor biológica ou social percebida. O planejamento da ação e o comportamento frente à situação de dor também são influenciados pelo significado associado ao estímulo nociceptivo (estímulo potencialmente doloroso). O fator social é observado por recursos internos e externos que possibilitam (ou não) a participação em atividades e eventos sociais da pessoa com dor. O fator espiritual faz referência à espiritualidade, recorre a crenças, experiências anteriores e valores e não se relaciona a uma religião propriamente dita. Cabe lembrar, porém, que quando a dor é crônica, persistente, seu significado e seu impacto social e espiritual tornam-se, às vezes, mais incapacitantes que as características físicas da dor.

Com a aplicação do modelo BPS, acredita-se que o profissional da saúde esteja apto a identificar a importância e o impacto de diferentes fatores na vida do paciente. Na Figura 7.2 são apresentados três esquemas de variabilidade do modelo BPS, colocando em destaque que os fatores não são necessariamente equivalentes – em alguns casos, o biológico é mais importante que o social, assim como o psicológico pode ter mais impacto que o fator biológico.

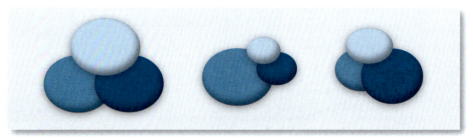

Figura 7.2 Variações possíveis no modelo BPS.

O fator biológico (amarelo) tem impacto equivalente no primeiro modelo, mínimo no segundo e moderado no terceiro. O psicológico (verde) tem efeito equivalente ao dos demais no primeiro modelo, importante no segundo e moderado no terceiro. Segue uma variação também para o fator social (azul).

Para ilustrar a aplicação do modelo BPS, pode-se imaginar uma pessoa com dor crônica na coluna lombar há 3 anos. Essa dor persistente impede-a de permanecer sentada por mais de 1 h, de ficar em pé por mais de 10 min e de caminhar algumas quadras. Com essas informações, já é possível supor a dificuldade física e de locomoção que essa pessoa sofre, mas no relato faltam informações importantes sobre como ela se sente e como está emocionalmente. Estaria ela ansiosa para ir jantar na casa de amigos? Sentiria-se segura em planejar um passeio/viagem com a família? Estaria satisfeita com sua produtividade no trabalho? Alguma preocupação poderia atrapalhar seu sono? Após essas perguntas, percebe-se um pouco da complexidade de tratar uma pessoa com dor crônica lombar. Simples, talvez, fosse pensar apenas no fator biológico: um hérnia de disco com pinçamento do nervo.

A exaustiva busca por um diagnóstico nos casos de dores crônicas infelizmente não significa que o problema será solucionado após alguns dias ou semanas de tratamento. Além da longa procura por profissionais que cheguem ao diagnóstico de sua dor, o paciente percorre períodos de muitas dúvidas, insônia, medos, preocupações, entre outras emoções que vem causar um "ruído" importante na percepção da dor (Figura 7.3). Novamente, respeitando o modelo BPS da dor e o modelo CIF de saúde, é fundamental tratar a pessoa que sofre com dores em sua saúde física e emocional e proporcionar qualidade de vida e laboral. Por esta e por outras razões, defende-se a abordagem multidisciplinar para o tratamento da dor.

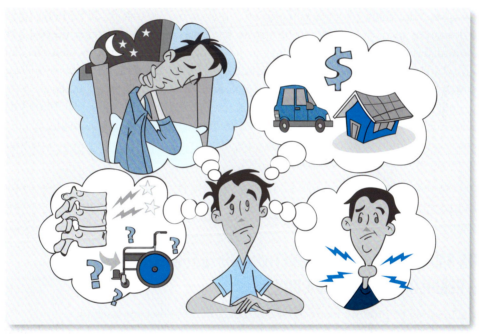

Figura 7.3 Uma dor lombar é mais que uma alteração estrutural. Mesmo com o diagnóstico de uma hérnia de disco extrusa (em vermelho no desenho), a pessoa que sofre tem dúvidas, medos, angústias e insônia devido à dor e ao diagnóstico. Essas emoções e os distúrbios do sono influenciam diretamente no tratamento não farmacológico, ou seja, no processo de reabilitação do paciente.

MAS ACABA-SE COM A DOR?

Provavelmente, um dos principais objetivos da pessoa com dor crônica é não sentir mais *essas* dores. Compreensível, porém nem sempre um desfecho realista. Pesquisas clínicas indicam que, ao final dos tratamentos, as pessoas com dores crônicas apresentam-se mais ativas e animadas e dormem melhor, embora ainda relatem sentir dores. Os resultados das pesquisas justificam a melhora funcional sem necessariamente ter havido alívio do sintoma pelo fato de os participantes adquirirem conhecimento para compreender a dor, sentir confiança em seus movimentos, desenvolver estratégias para minimizar a dor no instante em que ela começa e/ou saber que não está maluco, que não é a única pessoa a sentir essas dores pelo corpo.

A dor é percebida como um sinal de alarme que avisa que algo no corpo pode estar sob risco de lesão. Contudo, sabe-se que o verdadeiro sinal de alarme é aquele que só vem em situações em que há risco ou lesão eminente, como tocar em uma placa quente e tirar rapidamente a mão (embora nesse caso haja um mecanismo reflexo antes mesmo da percepção da dor), no momento de uma queda, quando há fratura de algum osso ou ruptura de um tendão muscular, entre outros traumas, lesões e até infecções/doenças. Infeliz ou felizmente, o sinal de dor persistente não é mais útil para a proteção do corpo. A dor crônica não representa mais um risco à sua integridade.

Neurocientistas explicam que a dor crônica se deve à facilitação das vias de dor, ou seja, as informações (frio, calor, pressão, vibração etc.) que os nervos trazem da periferia (qualquer parte do corpo: mão, pé, costas, ombro, rosto etc.) para o centro (sistema nervoso central) são estimuladas a percorrer um caminho que leve à percepção da dor. Um exemplo dessa facilitação da dor é aquela pessoa que dormiu sob o sol e acordou toda vermelha: a queimadura já aconteceu, não há mais risco de lesão da pele, mas qualquer vento, toque leve e a própria roupa podem ser motivos de dor. Essa alteração na percepção do toque é a facilitação da dor. Por mais que conscientemente a pessoa saiba que não há mais risco de queimadura, a dor está presente e a tendência é que, enquanto essa dor não alivie, a pessoa fique tensa, hipervigilante e com medo que alguém encoste nela.

No caso da dor crônica, esta não precisa ser sempre tão intensa quanto a do exemplo anterior, mas é frequente, assusta e a pessoa tende a evitar alguns movimentos com o desejo de não senti-la.

QUAIS SÃO OS PRINCÍPIOS E OBJETIVOS DO TRATAMENTO E DA REABILITAÇÃO FÍSICA DA DOR?

Funcionalidade, produtividade, lazer e fortalecimento, descritos a seguir.

Funcionalidade

Quando o corpo não consegue realizar os movimentos cotidianos o fisioterapeuta é um dos profissionais mais procurados. A aliança terapêutica entre ele e o paciente é fundamental para que ambos estejam atentos às emoções de medo e evitação do movimento que podem surgir durante a consulta.

Sentir dor ou medo da dor que o movimento pode provocar indica que há alguma alteração com relação ao controle motor do segmento corporal que dói, seja por desequilíbrio biomecânico, seja pelo precário controle neuromuscular. Pacientes com dor crônica ou aguda são avaliados pelo fisioterapeuta para identificar as possíveis causas da dor; porém, no caso da dor crônica, deve-se sempre adicionar a causa da facilitação do sintoma álgico.

A dor, a tensão muscular e a tensão emocional podem ser descritas como um ciclo vicioso no qual o efeito (tensão) pode alterar a causa (dor). Uma lesão muscular produz dor, e dor motiva a evitação do movimento do segmento lesionado. Esse mecanismo de proteção aumenta a contração (tensão) dos músculos que envolvem essa articulação/segmento corporal para evitar que se mova. Para o aumento da tensão muscular, há um maior gasto energético (maior consumo de moléculas de adenosina trifosfato para manter a contração), o que a médio prazo causa o sofrimento do tecido muscular pelo déficit no aporte nutricional (circulação sanguínea) "necessário" para manter o mecanismo de proteção. Por isso, há pontos de tensão, aqueles "nozinhos" e "bolinhas" dolorosos à palpação de músculos ou regiões tensas.

Embora o mecanismo de proteção do segmento lesionado seja produzido por interações neuroquímicas, estas não são exclusivas. O componente emocional participa diretamente nesse processo, ou seja, quanto mais medo da dor ou de uma nova lesão, maior a contração dos músculos que limitam a mobilização do segmento. Assim, o componente psicológico irá se somar ao modelo de dor e tensão para evitar situações de risco.

Quando o organismo está sob tensão, dor e evitação, outras funções básicas também são acometidas, causando perturbação do sono, alteração do apetite, déficit de memória e concentração, queda de produtividade e baixa autoestima. Embora ilustrado por muitos como um ciclo vicioso, essas alterações interagem entre si, formando uma malha de sintomas que se influenciam (Figura 7.4). Não há uma causa única; a causa da dor pode ser *hoje* multifatorial, o que permite compreender por que para alguns o evento pode ser traumático enquanto para outros não é nem significativo.

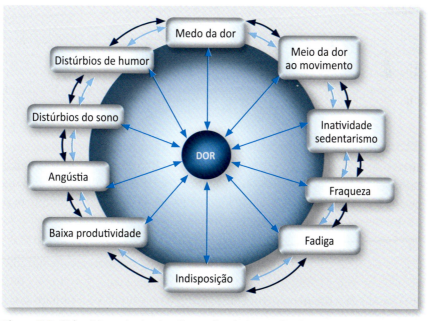

Figura 7.4 Ciclo vicioso da dor (azul) e malha de interação de sintomas associados a ela (azul claro).

Com o objetivo de recuperar o movimento – tornar a pessoa ativa e funcional para desenvolver suas atividades de cotidianas, de trabalho e de lazer –, pode-se dizer que o fisioterapeuta expõe sucessivamente o paciente a situações de risco. Loucura? Não se for feito com cautela e respeitando as características biomecânicas e neuromusculares e as emoções do paciente no momento da realização do exercício. Assim como a consulta de um psicólogo é influenciada pelos acontecimentos recentes, a conduta do fisioterapeuta também será influenciada por acontecimentos bons ou ruins que antecederam a consulta. Por exemplo, se a pessoa teve insônia na véspera da sessão, seu desempenho neuromuscular estará prejudicado e provavelmente seu limiar de dor estará reduzido.

A reabilitação do movimento em pacientes com dor segue algumas etapas clássicas: analgesia (ao menos parcial), ganho de amplitude de movimento e de força muscular, treino de motricidade fina e global, treino de equilíbrio estático e dinâmico e treino proprioceptivo. Contudo, o fisioterapeuta do paciente com dor crônica visa a ser funcional, ou seja, objetiva na recuperação autoestima e da confiança do paciente para realizar atividades cotidianas que lhe davam prazer. Ao expor gradualmente o movimento (funcional), o paciente seguro percebe quando a sensação de dor está ou não associada à sobrecarga da estrutura corporal (p. ex., caminhada e dor no joelho). A construção da segurança do paciente para realizar o movimento em ambiente controlado (com o fisioterapeuta) e para praticar a atividade ao ar livre (caminhada na rua) deve-se ao trabalho multidisciplinar no tratamento da dor.

Produtividade

A identidade profissional do paciente com dor crônica pode ser influenciada de maneira negativa pela dor. A persistência do sintoma álgico interfere na concentração e na memória e perturba a produtividade laboral. Estudos científicos mostram que a tensão nos músculos do trapézio superior (que liga ombro ao pescoço) se deve muito mais às características do ambiente de trabalho do que ao trabalho físico realizado pelos braços. A tensão nos músculos em pessoas que executam tarefas ao computador sob ameaça e tensão emocional (p. ex., risco de não ter remuneração) foi significativamente maior quando comparada à execução da tarefa com alguém as motivando e encorajando (Figura 7.5), o que explica a importância da atuação direta do psicólogo e do terapeuta ocupacional para auxiliar o paciente em sua atividade laboral ou ao retorno ao trabalho. O terapeuta ocupacional dedica-se a minimizar sobrecargas físicas e emocionais na execução de tarefas laborais; no paciente com dor crônica, sua função é habilitá-lo a desempenhar suas funções mesmo com um "ruído" de dor. Técnicas de distração, relaxamento e respiração auxiliam na concentração e na memória e permitem maior afirmação do paciente/pessoa enquanto profissional.

A postura e a dor são frequentemente associadas como causa e consequência. E como não? A população leiga costuma se assustar com deformidades posturais e julgar que são dolorosas. Algumas alterações posturais podem estar associadas à dor, como deformidade em joelho devido à osteoartrite, com dor que aparece após caminhada ou longa permanência sentado. Para muitos profissionais da saúde, a adaptações posturais acontecem em consequência da dor, ou

Tratamentos Não Psicológicos e Não Farmacológicos | Conhecer para não Perecer de Dor   145

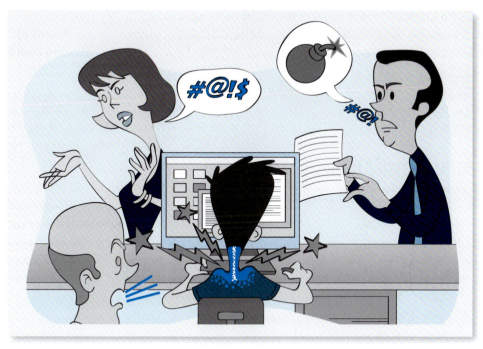

Figura 7.5 Dor e tensão na região do pescoço e nos ombros (em azul claro no personagem central) aumentam significativamente ao executar tarefas em ambiente emocionalmente estressante (falas e gestos ofensivos, em azul claro nos personagens periféricos).

seja, o organismo busca maneiras de compensar para minimizar a dor, assim como o corpo procura formas de expressar que está com dor. A postura é mais que algo estático, parado; ela é dinâmica e deve permitir expressar emoções de alegria, tristeza, dor, assim como deve possibilitar uma "torcidinha" na coluna para escapar de uma dor. Quando a dor passa, a emoção muda. O ideal é que a postura também mude, porém, às vezes, em virtude de deformidades estruturais, o corpo não consegue completar o movimento.

Lazer e fortalecimento

A reabilitação do paciente com dor não se limita a garantir sua autonomia e produtividade. O tratamento da dor abrange características físicas, psicológicas e sociais. A participação social em si é estimulada por todos os profissionais que atuam com o paciente com dor, porém aquele que costuma acompanhar o paciente ou que dá o empurrão final geralmente é o professor de educação física. A educação física se desenvolveu muito nos últimos anos, desde a formação do conselho profissional, compondo o corpo clínico de clínicas de dor e hospitais de alta complexidade.

Por definição, atividade física é mais abrangente que exercício físico. A primeira engloba toda e qualquer atividade realizada no cotidiano, como caminhar para pegar o ônibus, subir um lance de escadas, cozinhar, tomar banho etc.; enquanto a segunda consiste em uma atividade programada, como caminhada de 20 min, musculação de 30 min, natação etc. No exercício físico, intensidade, frequência, duração e outros parâmetros são controlados para garantir que os objetivos sejam alcançados.

A prática regular de exercício físico como estratégia para combate à dor é sugerida por estudos científicos desde a década de 1980. Considera-se que o fortalecimento progressivo da musculatura e o treinamento cardiorrespiratório promovem alterações fisiológicas e neurofisiológicas que induzem à analgesia e ao aumento do limiar de excitabilidade dos nociceptores (limiar de dor).

HÁ OUTRAS POSSIBILIDADES DE TERAPIAS NÃO FARMACOLÓGICAS E NÃO PSICOLÓGICAS?

Os procedimentos não farmacológicos integrativos têm papel relevante na terapêutica da dor, especialmente quando crônica. Especialistas em dor consideram que as indicações devem ser feitas de modo individual, pois sua necessidade e eficácia dependem tanto do tipo de dor quanto da situação específica do paciente. Os métodos são geralmente empregados como um suplemento ao tratamento medicamentoso e médico apropriado.

Assim, considera-se que, além dos métodos farmacológicos tradicionais, os não farmacológicos desempenham papel igualmente importante no tratamento da dor crônica. Eles incluem diferentes abordagens, desde as relacionadas à reabilitação física, como eletroterapia (p. ex., corrente TENS), terapia manual e massagens, que também podem ser realizadas para alívio da dor e da tensão muscular – esta última pode, ainda, ser a causa de algumas dores de cabeça. O mesmo se aplica a procedimentos especiais de relaxamento.

Além disso, estes procedimentos podem ajudar a reduzir a dose necessária de analgésicos e, consequentemente, minimizar efeitos colaterais de fármacos, especialmente no caso de terapias de uso a longo prazo, ainda que, por outro lado, permitam o tratamento causal da dor musculoesquelética. Em particular, muitos fatores desempenham papel na crônica da dor, como o manejo psicológico, o estresse relacionado à dor e a tensão constante dos músculos nas regiões afetadas, e é nesses pontos que os procedimentos não farmacológicos agem. Como resultado, eles são hoje uma parte supletiva, os chamados conceitos de terapia multimodal da terapia da dor moderna. Atualmente, recebem o nome de "práticas integrativas e complementares às ações tradicionais da medicina".

Acupuntura, massagens, dançaterapia, reflexologia e atenção ao corpo aliviam dores crônicas, reduzem o consumo de medicamentos e fazem parte dessa modalidade, podendo aliviar a dor por objetivarem melhora da qualidade de vida. São tratamentos que devem atuar em conjunto com a medicina tradicional, pois cada um age de maneira diferente, mas sempre com uma característica comum: a prevenção da recidiva e da cronificação dor.

O Ministério da Saúde disponibiliza 19 práticas complementares pelo Sistema Único de Saúde (SUS), as quais fazem parte da Política Nacional de Práticas Integrativas e Complementares (PNPIC) do sistema e são voltadas para cura e prevenção de doenças. Os recursos terapêuticos são baseados em conhecimentos tradicionais.

Acupuntura

Indicada para vários tipos de dor, a acupuntura é uma técnica de tratamento utilizada há milênios, especialmente no continente asiático. Embora existam diferenças entre sua utilização pela medicina tradicional chinesa (MTC), japonesa ou coreana, a acupuntura caracteriza-se pela aplicação de pequenas agulhas sobre a pele. Essa técnica é amplamente pesquisada e apresenta benefícios para o alívio da dor e de sintomas associados, como ansiedade e distúrbios do sono.

Relaxamento muscular

Entre as inúmeras técnicas de relaxamento, destaca-se, para o alívio da dor, o relaxamento muscular progressivo ou técnica de Jacobson. Nesse método de relaxamento, o paciente é verbalmente conduzido a contrair e relaxar segmentos corporais. Com isso, além dos benefícios do relaxamento, a pessoa aprende a relaxar e a tomar consciência da tensão e do relaxamento muscular. A dor pode ser aliviada porque a tensão pode ser mais bem detectada e reduzida. Além disso, o paciente experimenta tomar tempo para sentir a si mesmo e ser capaz de fazer algo sobre a dor.

Termoterapia

Recursos físicos como a termoterapia promovem redução da dor por tensão muscular recorrendo a princípios da termodinâmica. De maneira simples, a aplicação de algo quente sobre o local da dor promove a troca de calor, aquece o local, facilita o relaxamento do músculo tensionado e alivia a sensação dolorosa. Embora bolsas de água quente ou outras embalagens de captura de calor sejam utilizadas com frequência pela população geral, é necessário sempre alertar o paciente sobre os riscos de queimaduras. Os princípios físicos ao quais se recorre não são o alívio de uma dor pela temperatura extrema (queimando), mas pela aplicação de "calor local", isto é, de um material que esteja em uma temperatura *apenas* quente.

Entre outros efeitos, além do relaxamento muscular, o aquecimento no local da dor também favorece a circulação sanguínea. Assim, é importante evitar a aplicação de calor em casos de infecções e em locais que costumam edemaciar (inchar), pois isso pode piorar o quadro clínico. Nesses casos, pode-se recorrer à aplicação de bolsas de gelo, com o objetivo de reduzir a temperatura local.

O frio promove alterações fisiológicas, como vasoconstrição, que reduz a formação do edema (o inchaço) e processos inflamatórios, e há registros de que também promove diminuição da tensão do músculo. Cabe ressaltar que a aplicação de gelo sobre a pele também pode causar queimaduras.

Embora a aplicação de algo quente ou frio sobre a pele seja uma estratégia simples para alívio da dor, é necessário orientar bem a pessoa sobre como aplicar, a duração do estímulo térmico e a frequência com que esse método pode ser utilizado. Pessoas com perda de sensibilidade correm maiores riscos de queimaduras, como pacientes com diabetes, por exemplo.

Massagens

As massagens são técnicas milenares descritas em diversos registros históricos da humanidade. Há mesmo uma anedota que diz que "esfregar" a mão sobre um local recém-machucado tenha sido a primeira forma de tentar controlar a dor. A massoterapia recorre tanto a técnicas manuais, como amassar, rolar, esticar, esfregar e aquecer por fricção de pele e tecidos mais profundos, quanto a recursos materiais, como "poltronas de massagem".

Musicoterapia

Sabe-se que tocar música, aprender a tocar um instrumento musical e ouvir música são estratégias que podem ajudar a esquecer a dor. Todavia, a musicoterapia em si não é uma sessão musical para relaxamento nem tem o objetivo de ensinar ao paciente a tocar um instrumento. As sessões recorrem ao uso terapêutico da música e de seus recursos sonoros, como som, ritmo, melodia e harmonia. Terapeuta e paciente cantam, dançam e tocam instrumentos simples de acordo com o que o paciente tem para expressar naquela sessão. Pode ser realizada em grupo ou individualmente.

Quiropraxia e Osteopatia

Embora haja diferenças em sua base teórica, a quiropraxia e a osteopatia destacam-se por sua atuação articular, ou seja, por recorrerem a manobras que podem produzir um "estalo" (ou *trust*) com o objetivo de promover melhora do movimento e do funcionamento do corpo.

Movimento

Nem sempre treino de movimento quer dizer treino de exaustão, suor ou cansaço. Os pacientes com dor se beneficiam de movimentos que favoreçem sua participação social, como uma caminhada diária em belos arredores ou simplesmente vendo outras pessoas circularem pelo mesmo local. Atividades como essas promovem mais do que um relaxamento de músculos tensos, elas melhoram o humor, proporcionam alegria e aumentam a autoestima. Além disso, quando praticadas ao ar livre, somam-se ao ar fresco, que é revigorante.

Outras abordagens não farmacológicas e não psicológicas para a gestão da dor incluem:

- Terapia respiratória;
- Meditação;
- Ioga.

Vale mencionar que há um número muito maior de terapias que não foram contempladas neste capítulo.

CONSIDERAÇÕES FINAIS

Como já tem sido muito bem discutido, a dor tem caráter multidimensional seu tratamento envolve diversas terapias não farmacológicas e não psicológicas. Essas terapias são de suma importância, pois visam ao alívio da dor e à reabilitação física e psicossocial, reintegrando o paciente às suas atividades de maneira muito efetiva.

A área de fisioterapia, particularmente, tem apresentado avanços científicos, contribuindo de maneira inestimável para os pacientes com dor, em especial àqueles em condição crônica. Além disso, pesquisadores brasileiros têm se destacado no panorama internacional desenvolvendo pesquisas que muito auxiliam no manejo, no alívio e na prevenção da cronificação da dor.

No que tange às terapias integrativas, embora tenham sido disponibilizadas pelo SUS, ainda carecem de melhor sistematização científica. Contudo, os relatos de pacientes mostram que sua utilização tem proporcionado alívio mesmo que temporário, o que já se traduz em interesse no panorama da dor.

REFERÊNCIA BIBLIOGRÁFICA

1. Organização Mundial de Saúde. Classificação internacional de funcionalidade, incapacidade e saúde. Lisboa: OMS; 2004.

SUGESTÕES DE LEITURA

Brasil. Ministério da Saúde. Ministério da Saúde Inclui 10 novas práticas integrativas no SUS. Disponível em: http://portalms.saude.gov.br/noticias/agencia-saude/42737-ministerio-da-saude-inclui-10-novas-praticas-integrativas-no-sus. Acessado em: 01/04/2019.

Brasil. Secretaria da Saúde. Definião de saúde mental. Disponível em: www.saude.pr.gov.br/modules/conteudo/conteudo.php?conteudo=1059. Acessado em: 01/04/2019.

Skelly AC, Chou R, Dettori JR, et al. Noninvasive Nonpharmacological Treatment for Chronic Pain: A Systematic Review [Internet]. Rockville (MD): Agency for Healthcare Research and Quality (US); 2018 Jun. (Comparative Effectiveness Review, No. 209.)Available from: https://www.ncbi.nlm.nih.gov/books/NBK519953/

Telesi Jr E. Práticas integrativas e complementares em saúde: uma nova eficácia para o SUS. Estudos Avançados. 2016;30(86):99-112.

Thibault P, Fournival N. Moyens non pharmacologiques de prise en charge de la douleur. Rueil-Malmaison: Lamarre; 2012.

OMS Indicadores de Saúde https://www.paho.org/bra/index.php?option=com_content&view=featured&Itemid=347&limitstart=475

CIF (modelo de saúde e funcionalidade) http://www.crefito10.org.br/conteudo.jsp?ids=120

COFFITO https://www.coffito.gov.br/nsite/

CONFEF https://www.confef.org.br/confef/registrados/

capítulo 8

Jamir Sardá Júnior

Adesão ao Tratamento

Este capítulo descreve os princípios e conceitos sobre adesão ao tratamento, abordando os problemas mais frequentemente observados nos tratamentos farmacológicos e não farmacológicos e descrevendo algumas estratégias para abordar a não adesão ou aumentar a adesão ao tratamento.

O QUE É ADESÃO AO TRATAMENTO?

É um aspecto determinante na abordagem de qualquer doença, caracterizada por um quadro tanto agudo quanto crônico. Na maior parte dos tratamentos que envolvem a participação do paciente, a efetividade de uma intervenção depende, em grande parte, da adesão ao tratamento proposto.

Em recente revisão da literatura, a taxa de não adesão às prescrições para dor crônica variou de 8 a 62%, sendo a não adesão ainda menor em algumas condições específicas, como a dor neuropática (18%). Em virtude das implicações clínicas, este tema é pesquisado há diversas décadas; entretanto, mesmo as pesquisas recentes enfatizam a necessidade de produzir mais conhecimento sobre o assunto e de promover o refinamento metodológico das pesquisas.

O termo "adesão" pode ser definido como a extensão em que o comportamento de uma pessoa está em consonância com as recomendações de um profissional de saúde no que concerne a uso de medicação, dieta ou mudanças no estilo de vida, visando, dessa maneira, à remissão ou ao controle de uma doença ou disfunção. Embora o termo *compliance* seja, às vezes, empregado como sinônimo de adesão, seu significado etmológico está mais relacionado a concordância ou conformidade com um tratamento ou procedimento. Considerando-se essa diferença etmológica, fica implícito que o conceito de adesão pressupõe um paciente ativo em seu tratamento.

O conceito de adesão não consiste de maneira alguma em apenas seguir um regime medicamentoso; pelo contrário, ao longo das últimas décadas, ampliou-se à medida que os conceitos de saúde evoluíram, incluindo dimensões sociais, econômicas, psicológicas e espirituais na concepção de saúde e doença. As investigações e discussões sobre adesão evoluíram do enfoque unidimensional, limitado à conformidade em regime medicamentoso, para a compreensão dos fatores envolvidos no sucesso ou fracasso de um tratamento ou no controle dos sintomas. O enfoque se ampliou para além do paciente. Partindo dessas premissas, é necessário, primeiramente, reconhecer que o tratamento de uma doença ou condição de saúde é mediado por diversos fatores interrelacionados de maneira dinâmica que contribuiram para sua adesão.

HÁ DIFERENTES MODELOS PARA ESTUDAR A ADESÃO AOS TRATAMENTOS?

O modelo proposto pela Organização Mundial de Saúde (OMS) descreve a participação de diversos fatores (Figura 8.1) na adesão, considerando aspectos relacionados à doença em si, características do tratamento, aspectos relacionados ao paciente e à equipe de saúde e aspectos socioeconômicos.

No que se refere aos aspectos relacionados à doença, pode-se destacar a magnitude ou ausência de sintomas, as características da doença, sua evolução e seu tempo de instalação como aspectos que determinam a adesão ao tratamento. Nesse sentido, percebe-se primeiramente que tratar doenças crônicas requer uma abordagem diferente e com frequência mais complexa do que a utilizada no tratamento de quadros agudos.

A gravidade de uma doença, no que se refere ao impacto que causa ao paciente, e sua letalidade são aspectos importes a serem considerados. No caso das dores crônicas, com exceção daquelas de natureza oncológica, a letalidade geralmente é baixa. Por outro lado, o impacto e as limitações na realização de atividades da vida diária decorrentes de doenças que acometem o aparelho locomotor podem infligir bastante sofrimento aos pacientes.

Em muitos casos de dores neuropáticas (p. ex., herpes-zóster), a intensidade da dor pode ser debilitante. Esses fatores podem contribuir para a não adesão ao tratamento, uma vez que em muitas situações, principalmente quando o tratamento é centrado na medicação, a reduzida remissão ou o controle insatisfatório dos sintomas ou da incapacidade associada ao quadro desmotiva o paciente a dar continuidade ao tratamento. Além disso, muitas vezes o

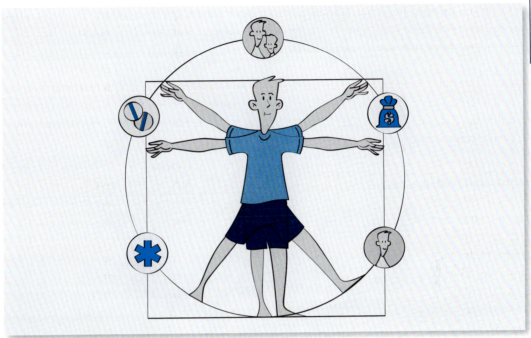

Figura 8.1 Modelo biopsicossocial da adesão.
Fonte: Adaptação do autor.

reduzido controle da dor tem impacto na saúde mental do paciente, contribuindo para a instalação de quadros de ansiedade, depressão e estresse, o que também pode levar à não adesão ao tratamento.

Um estudo multicêntrico realizado com pacientes após acidente vascular cerebral (AVC) demonstrou que cerca de 81,8% dos indivíduos apresentavam dor neuropática e que esta influenciou negativamente o programa de reabilitação, retardando a recuperação e, provavelmente, aumentando o custo da reabilitação. Os pacientes que apresentaram maiores escores de dor demonstraram maior deterioração de aspectos mentais e redução da qualidade de vida (QV) quando comparados àqueles com dor nociceptiva, que apresentaram deterioração mais grave nos aspectos físicos.

Na prática clínica, é frequente deparar-se com os achados descritos anteriormente. Alguns pacientes com dores moderadas ou graves têm, muitas vezes, dificuldades em aderir a tratamentos medicamentosos ou não medicamentosos, principalmente se demandarem uma estratégia de enfrentamento ativa, como programas de atividade física, por exemplo. Em determinados casos, á dor causa um ciclo vicioso bastante complexo de ser rompido, demandando uma importante participação do paciente. Nessas situações, promover a adesão implica trabalhar diversos fatores que, em geral, estão interagindo e são frequentemente negligenciados. O modelo apresentado na Figura 8.2 ilustra esse ciclo.

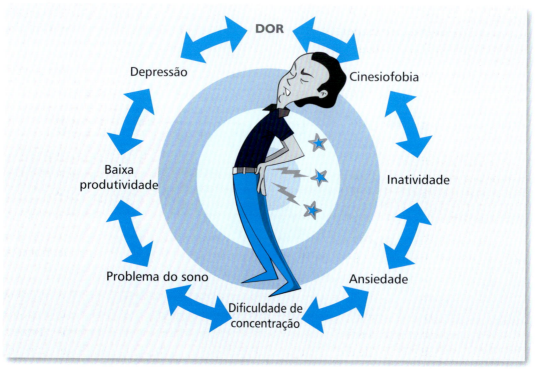

Figura 8.2 Ciclo da dor.
Fonte: Adaptação do autor.

A expectativa do paciente com dor crônica é que, ao aderir a um tratamento medicamentoso, haverá uma redução da dor e sua vida retornará ao normal. Em geral, essa expectativa é um pouco irreal e não considera a necessidade de múltiplos tratamentos (fisioterapia, exercício físico, psicoterapia, nutrição, entre outros), sendo pouco realista no tocante ao tempo necessário para uma reabilitação satisfatória. Nesse sentido, reduzir a intensidade da dor é o primeiro de muitos aspectos a serem abordados, e discutir esses aspectos é de grande importância para a adesão ao tratamento.

Na prática clínica, é comum encontrar pacientes que mudam de médico para não mudarem de tratamento. Por isso, um dos papéis do psicólogo e/ou dos profissionais de saúde é trabalhar as expectativas do paciente em relação à melhora do quadro, considerando as características da doença. Também é importante ampliar a percepção do paciente sobre os ganhos resultantes da adesão a determinado tratamento, uma vez que, muitas vezes, embora a redução da dor seja pequena, o aumento da capacidade funcional ou a redução da incapacidade física são bastante significativos.

Quando um paciente tem dor há muito tempo, ele pode perder a capacidade de discriminar as mudanças que acontecem, por estar habituado a sempre relatar que está com dor. Nesse sentido, o uso de registros ou diários de dor pode ajudar o paciente a restabelecer essa

Adesão ao Tratamento **155**

capacidade de discriminação. A abordagem desses aspectos pode demandar uma abordagem qualificada, realizada apenas por psicólogo, especialmente em casos difíceis; por outro lado, porém, pode ser foco de atenção de diversos outros profissionais de saúde.

Os aspectos discutidos nos últimos parágrafos ilustram a interface entre os fatores associados à doença e ao tratamento e os fatores de natureza individual ou do paciente.

QUAIS SÃO OS PROBLEMAS DE ADESÃO ASSOCIADOS AOS TRATAMENTOS?

Outro fator que também pode interferir no processo de adesão diz respeito às características do tratamento. Seus efeitos positivos ou indesejáveis, o acesso a ele e a esquemas terapêuticos, bem como a complexidade desse esquemas, são fatores que merecem destaque.

A qualidade de vida dos pacientes com dor crônica pode ser consideravelmente melhorada ou negativamente afetada com a farmacoterapia multimodal. Entretanto, existem vários obstáculos práticos à adesão do paciente ao tratamento analgésico que devem ser identificados pelo médico.

Um dos aspectos a ser avaliado é o uso combinado de fármacos, em especial analgésicos opioides e drogas adjuvantes, como antidepressivos e anticonvulsivantes, com o objetivo de observar a interação farmacodinâmica sinérgica associada à diminuição de efeitos adversos, bem como à possibilidade de estes ocorrerem. Para tanto, o conhecimento de algumas particularidades dos fármacos envolvidos se faz necessário, uma vez que a relação positiva entre o número de fármacos administrados e a incidência de reações adversas a eles já está bem documentada[1], sendo que a ocorrência global de reações medicamentosas em pacientes geriátricos é estimada em pelo menos o dobro do que na população mais jovem em decorrência de erros tanto no padrão de prescrição de médicos quanto no uso de drogas pelos pacientes.[2]

As consequências da polifarmácia para o paciente incluem reações e interações adversas, declínio das habilidades cognitivas, diminuição do equilíbrio e maior risco de quedas, internação e mortalidade, condições que influenciam diretamente no abandono do tratamento proposto e que devem ser monitoradas pela equipe médica, a qual pode contar com a participação de enfermeiros e psicólogos, que muitas vezes têm mais condições de lidar com a percepção dos pacientes sobre os resultados do tratamento medicamentoso, os efeitos adversos e as expectativas.

Os resultados de um estudo com pacientes não oncológicos apontaram que cerca de 22% dos indivíduos descontinuam o uso da medicação em decorrência dos efeitos indesejáveis (p. ex., náuseas e vômito, sonolência, tonturas/vertigem, pele seca/prurido). A maioria desses efeitos e complicações na prática clínica diária, se não informada aos pacientes e adequadamente monitorizada e controlada, contribui para o abandono parcial ou total da terapia analgésica.

A não adesão também pode ser deliberada. A decisão de não tomar um determinado analgésico pode estar baseada em experiências anteriores que devem ser investigadas pelo médico. Essa postura pode melhorar a aceitação de outros analgésicos ou adjuvantes alternativos, visto que a participação do paciente nas decisões terapêuticas tende a aumentar sua motivação. O controle da dor é frequentemente considerado pelo paciente e por seus familiares a melhor razão para suspender a terapia, sobretudo se a prescrição for de alto custo.

No contexto clínico, percebe-se também que, muitas vezes, a adesão tende a diminuir à medida que o tempo de tratamento, as doses e o uso de medicamentos adjuvantes aumentam. Igualmente, nota-se que a subutilização de uma medicação é mais frequente do que o uso excessivo, estando associada, na maioria dos estudos, a estratégias de enfrentamento ativas e automedicação. Por outro lado, mais uma vez, os resultados dos estudos enfatizam que fatores como idade, intensidade da dor, posologia, polifarmácia, qualidade da relação médico-paciente, classe dos medicamentos prescritos e a percepção da necessidade de medicação analgésica contínua são fatores importantes associados à não adesão.

QUAIS TIPOS DE NÃO ADESÃO CONDUZEM A ERROS NA TERAPIA DA DOR?

- O paciente não obtém o remédio. Alguns estudos sugerem que 33% dos pacientes não despacham suas receitas, quando o hospital não fornece o medicamento, por não terem condições financeiras.
- O paciente não toma o analgésico conforme foi prescrito. São exemplos: doses e frequência incorretas, via indevida ou técnica incorreta de administração, geralmente resultantes de comunicação inadequada entre médico e o paciente e/ou de déficits cognitivos do paciente.
- O paciente interrompe prematuramente a terapia analgésica. Isso pode ocorrer se o paciente presumir incorretamente que o analgésico não é mais necessário porque o frasco está vazio ou por ter havido melhora clínica.
- O paciente toma a medicação de maneira inadequada. Por exemplo, o paciente apresenta efeitos indesejáveis que fazem com que ele altere a posologia ou, ainda, compartilha seus medicamentos com outras pessoas por diferentes razões, passando a fazer subtratamento.

Esses tipos ou padrões de não adesão incluem diversos fatores descritos no modelo biopsicossocial da adesão, apresentado anteriormente e discutidos ao longo deste capítulo. Entretanto, esses fatores foram agrupados em tipos para facilitar a compreensão do leitor. Alguns dizem respeito à comunicação do médico ou da equipe de saúde com o paciente; outros, ao próprio paciente; e outros, ainda, estão relacionados a fatores socioeconômicos. Cabe ressaltar, mais uma vez, que a abordagem desses aspectos pela equipe de saúde é determinante para a adesão ao tratamento proposto ou mesmo para a adequação da terapia às necessidades do paciente.

QUAIS SÃO OS PROBLEMAS DE ADESÃO ASSOCIADOS AO PACIENTE?

Os fatores associados ao paciente incluem uma miríade de aspectos, desde estilo de vida, rede social e contexto familiar até estado emocional, aspectos cognitivos (p. ex., crenças e crenças disfuncionais) e experiências prévias com a doença. Por exemplo, pessoas que vivem

Adesão ao Tratamento

sozinhas têm menor probabilidade de colaborar do que aquelas casadas da mesma idade. A rede social e o contexto familiar podem, portanto, ser um elemento reforçador ou que pode auxiliar o paciente na manutenção do tratamento, se atuar de maneira positiva.

No contexto clínico, percebe-se também que pacientes com condições dolorosas crônicas, como artrite reumatoide, podem mudar repetidas vezes de medicamento na esperança de encontrar uma melhora para a dor de difícil controle. Todavia, frequentemente a adesão pode ser melhorada quando a participação ativa do paciente no tratamento é incentivada e a equipe de saúde estimula a compreensão e o gerenciamento proativo do tratamento.

AS CRENÇAS DO PACIENTE INTERFEREM NA ADESÃO AO TRATAMENTO?

No tocante as crenças, muitas vezes os pacientes apresentam resistência ao uso de opioides, antidepressivos e anticonvulsivantes em razão mitos ou estigmas associados a esses medicamentos. Talvez a crença mais presente seja a relacionada à dependência causada pelos opioides, embora o uso de medicações psicoativas ou tradicionalmente prescritas para transtornos mentais também seja uma barreira. Muitas vezes, o paciente evita usar essa categoria de medicações, referindo não estar com depressão nem ter convulsões. Em ambas as situações, a orientação médica e da equipe de saúde é fundamental para desmistificar essas crenças.

As crenças dos pacientes sobre a medicação ou o tratamento são um elemento determinante em sua adesão. No que se refere às crenças sobre uso de medicação, mais especificamente, pode-se perceber, às vezes, uma atitude pró-uso de remédios. Em contrapartida a essa posição, há uma grande parcela da população contrária ao uso de medicações, por entender que se tratam de produtos químicos e, por isso, nocivos á saúde. Esse tipo de paciente, muitas vezes, logo que os sintomas diminuem, tende a descontinuar o uso da medicação. Isso é observado também em outro contexto, no qual os pacientes aguardam a dor atingir uma intensidade alta para que ingeram determinada medicação. Em alguns casos de cefaleias, porém, uma vez que a dor apresenta uma intensidade alta, seu controle torna-se mais difícil. Esclarecer e informar os pacientes sobre esse aspecto é um elemento essencial para favorecer a adoção e o uso correto das medicações, potencializando seus efeitos.

Outras crenças, como lócus de controle, também interferem no uso de medicação. Trata-se da percepção que as pessoas têm sobre o controle dos acontecimentos, o que pode ser compreendido a partir das dimensões lócus de controle externo ou interno. O lócus de controle interno se dá quando o paciente atribui a um fator externo (p. ex., médico) o controle de seus sintomas, já a dimensão interna é caracterizada quando o paciente atribui a si este controle. Embora os resultados dos estudos nessa área sejam bastante heterogêneos, na prática clínica, observa-se que pacientes que atribuem a si o controle da doença têm maior predisposição a aderir aos tratamentos. Partindo-se desse pressuposto, é importante trabalhar com o paciente o sentido que ele atribui à medicação ou à terapêutica utilizada, visto que o sentido ou significado atribuído é determinante na adesão ao tratamento.

Associado a isso, pode-se observar que, às vezes, pacientes deprimidos apresentam reduzida motivação para aderir ao tratamento, com tendência a perceber ou enfatizar os aspectos negativos em detrimento dos positivos. Um movimento similar pode ocorrer com pacientes ansiosos, que referem dificuldade ou esquecem de tomar suas medicações com regularidade. Muitas vezes, também, as expectativas sobre os efeitos da medicação ou do tratamento são excessivas, de modo que, quando não alcançadas, o tratamento é descontinuado.

HÁ ASPECTOS ASSOCIADOS À EQUIPE DE SAÚDE QUE AFETAM A ADESÃO?

Os aspectos associados à equipe de saúde consistem em relação equipe/paciente, comunicação e crenças dos profissionais, além de empatia com o profissional de saúde e de questões relacionadas com o próprio tratamento.

A comunicação do médico ou da equipe de saúde é um fator importante, uma vez que o funcionamento e os efeitos adversos da medicação ou do procedimento devem ser explicados com clareza e as prescrições devem ser escritas de maneira legível. Diversos estudos sobre efeito placebo têm demonstrado que a comunicação adequada entre a equipe de saúde e o paciente resulta em mudanças biológicas, tratamentos mais eficazes, melhores resultados e maior adesão.

As crenças da equipe de saúde sobre o paciente e sobre a eficácia da intervenção também contribuem para a adesão. Todavia, esse assunto é pouco abordado na literatura. Na prática clínica, muitas vezes se observa que a avaliação feita sobre determinados pacientes interfere no desfecho do tratamento, pois, ao se avaliar um paciente como queixoso ou que exagera em suas queixas, pode-se prescrever analgésicos menos potentes a ele.

FATORES SOCIOECONÔMICOS AFETAM A ADESÃO AO TRATAMENTO?

Fatores socioeconômicos também interferem no processo de adesão. Entre os diversos fatores sociais, destacam-se as variáveis idade, gênero, nível de escolaridade e classe social. Alguns tipos de tratamento são inadequados para determinadas faixas etárias e as mulheres, em geral, apresentam maior adesão aos tratamentos.

Fatores socioeconômicos de natureza mais macro também moderam a adesão, entre os quais o custo da medicação pode ser elencado como o que mais interfere diretamente no acesso e na adesão a um tratamento, seja farmacológico, seja não farmacológico. Entretanto, as políticas de saúde, o acesso ao serviço de saúde e o tempo de espera *versus* o tempo de atendimento também são variáveis que interferem no processo de adesão. Esses aspectos estão intrinsecamente ligados às políticas de saúde e à estruturação dos serviços de saúde.

No caso da dor crônica, não há uma política de saúde estruturada sobre o tema nem serviço de saúde pública para este fim, o que contribui para a cronificação dos quadros agudos. Contudo, este tema não é o escopo deste capítulo e, portanto, não será aqui abordado.

A adesão ao tratamento é fator fundamental para administrar e manter o controle de uma doença crônica, e, em geral, pode-se observar quando o paciente apresenta um comportamen-

Adesão ao Tratamento

to adequado ou consonante com as orientações para tratar ou controlar sua doença, mas isso nem sempre acontece. A ocorrência da não adesão é muito alta, sendo necessário, portanto, averiguar isso com o paciente, e não apenas supor.

O profissional de saúde deve estar sempre atento aos indícios que podem sinalizar a necessidade de uma avaliação mais detalhada e aprofundada, feita por um psicólogo clínico especializado em tratamento da dor, principalmente para pacientes que comprovam importantes comorbidades cognitivas (p. ex., demências) ou emocionais (p. ex., depressão, ansiedade etc.), que apresentam algum comportamento de dependência ou adição ou que não aderem ao tratamento.

Embora exista um número considerável de publicações sobre o tema adesão ao tratamento da dor, é necessário compreender mais esse assunto para executar um melhor manejo clínico do paciente. Além disso, há uma grande concentração de pesquisas sobre a adesão que abordam esse tema apenas por um viés medicamentoso, e o limitado número de pesquisas investigando os aspectos psicossociais da não adesão indicam que é necessário produzir mais conhecimento sobre o tema.

Por outro lado, diante da literatura revisada, pode-se inferir que estudos realizados em outras áreas são úteis para compreender o processo de adesão ao tratamento da dor neuropática. Acredita-se que metodologias mais refinadas e padronizadas, ampliação do foco de investigação para tratamento de natureza não farmacológica e descrição consistente de crenças relacionadas à dor (p. ex., lócus de controle e pensamentos catastróficos) podem melhorar a compreensão dos comportamentos de adesão.

Associado a isso, ações referentes à educação do paciente e dos profissionais de saúde também têm sido consideradas por desempenharem um papel importante na adesão e no aumento da eficácia dos tratamentos. Ademais, estudos recentes demonstram que a informação que um paciente tem sobre a medicação pode ser um importante fator na adesão à medicação.

Diante dessa miríade de elementos, percebe-se a complexidade do processo de adesão e suas importantes implicações no sucesso de um tratamento. A adesão deve ser compreendida com base em seus determinantes biológicos, sociais e psicológicos, que vão além da prescrição e das orientações para seguir um determinado tratamento.

Acredita-se que os pacientes devem ser parceiros ativos no seu próprio cuidado e que uma comunicação adequada e funcional entre o paciente e o profissional de saúde é uma obrigação para a prática clínica efetiva

Avaliar continuamente o custo-benefício de um tratamento, a existência de alternativas terapêuticas, as preferências do paciente, o processo de comunicação entre profissionais e pacientes e a satisfação do paciente com o tratamento configuram uma equação mínima a ser seguida visando a maximizar a adesão a qualquer tratamento farmacológico ou não farmacológico.

CONSIDERAÇÕES FINAIS

- A adesão a um tratamento deve ser abordada de maneira concreta, e não suposta
- O tratamento prescrito, farmacológico ou não, deve ser discutido com o paciente
- As expectativas sobre o tratamento, o nível de engajamento, os resultados e os efeitos positivos e negativos devem ser discutidos com o paciente
- As dificuldades da não adesão devem ser discutidas com o paciente, bem como as estratégias para superá-las
- As crenças dos profissionais de saúde e dos pacientes devem ser consideradas no processo de adesão
- A comunicação entre o profissional de saúde e o paciente é um dos elementos centrais no processo de adesão, devendo-se prestar muita atenção a esses aspectos.

A observação de diversos aspectos é essencial para garantir e motivar o paciente a aderir ao tratamento. A discussão desses aspectos com ele é um elemento essencial para o sucesso do processo de adesão, que é de responsabilidade do profissional de saúde e do paciente.

REFERÊNCIAS BIBLIOGRÁFICAS

1. Butow P, Sharpe L. The impact of communication on adherence in pain management. Pain. 2013(154):S101-7.

2. Timmerman L, Stronks DL, Groeneweg JG, Huygen FJ. Prevalence and determinants of medication non-adherence in chronic pain patients: a systematic review. Acta Anaesthesiol Scand. 2016;60(4):416-32.

SUGESTÕES PARA LEITURA

Benedetti F, Thoen W, Blanchard C, Vighetti S, Arduino C. Pain as a reward: changing the meaning of pain from negative to positive co-activates opioid and cannabinoid systems. Pain. 2013;154(3):61-7.

Crombez G, Vlaeyen JW, Heuts PH, Lysens R. Pain-related fear is more disabling than pain itself: evidence on the role of pain-related fear in chronic back pain disability. Pain, 1999(80): p. 329-39.

Fulton MM, Allen ER. Polypharmacy in the elderly: a literature review. J Am Acad Nurse Pract. 2005;17(4):123-32.

Gusmão JL, Mion JD. Adesão ao tratamento – conceitos. Rev Bras Hipertensão. 2006;13(1):23-25.

Huang AR, Mallet L, Rochefort CM, Eguale T, Buckeridge DL, Tamblyn R. Medication-related falls in the elderly: causative factors and preventive strategies. Drugs Aging. 2012;29(5):359-76.

Kurita GP, Pimenta CAM. Adesão ao tratamento da dor crônica e o locus de controle da saúde. Rev Esc Enferm USP. 2004;38(3):254-61.

Locasale RJ, Margolis MK, Coyne KS. Satisfaction with therapy among patients with chronic noncancer pain with opioid-induced constipation. J Manag Care Spec Pharm. 2016;22(3):246-53.

Samuelian ALR. Dores crônicas. Como melhorar a adesão. São Paulo: Editora do Autor; 2015.

Sardá Júnior J, Cardoso MGM. Adesão ao tratamento da dor crônica: abordagem multimodal. In: Posso P, Grossmann E, Fonseca PRB, Perissinotti DMN, Oliveira Jr JO, Souza JB et al.Tratado de dor. São Paulo: Atheneu; 2017.

World Health Organization. Adherence to long term therapies project. Evidence for action. Geneva: WHO; 2003.

capítulo **9**

Dirce Maria Navas Perissinotti

Psicologia, Dor e condições de Vulnerabilidade

Sabe-se que a dor, particularmente quando crônica, tem importantes consequências psicológicas, principalmente em pacientes mais vulneráveis, como crianças, idosos e portadores de quadros psicopatológicos. A presença de desordens psiquiátricas nessa população é bastante comum, calculando-se sua prevalência em cerca mais da metade dos pacientes. O enfrentamento dessa situação requer que muitos deles lidem, além da dor, com outras doenças, como câncer e dores neuropáticas ou mesmo em cuidados paliativos.

Pacientes que apresentam problemas psicológicos ou neuropsiquiátricos podem ter sua qualidade de vida e a adesão ao tratamento ainda mais comprometidas.

COMO SE DEFINE VULNERABILIDADE?

No contexto da saúde, o termo "vulnerabilidade" tem origem na abordagem epidemiológica proveniente do campo da saúde pública e foi incorporado alternativamente a outros conceitos, como o de risco de doença, possibilitando a melhor compreensão dos complexos processos de saúde e doença.

Com a ampliação desse conceito, tornou-se possível a obtenção de respostas sociais mais efetivas e integrais quanto aos cuidados de saúde. Dessa maneira, elementos associados e associáveis aos processos de adoecimento também passaram a ser considerados, expandindo o conhecimento sobre as doenças.

Os agravos à saúde podem ser resultantes de aspectos individuais ou ambientais ou estar relacionados a condições coletivas que promovam sua perpetuação e, consequentemente, a morte, o que provoca nos pacientes sentimentos de resiliência e enfrentamento.[1]

Há diversos componentes de vulnerabilidade que induzem a riscos de doença, e sua identificação pode favorecer a compreensão de temas pouco discutidos.

A questão da vulnerabilidade em saúde é compatível com o modelo biopsicossocial por abranger a compreensão dos estados de saúde e doença vinculando diferentes áreas de estudo, como saúde ambiental, saúde mental, envelhecimento e saúde, doenças infecciosas e crônicas, estágios críticos de fragilidade clínica, reflexões sobre a bioética, entre outras. Isso aponta diversos caminhos e perspectivas, o que faz com que sua aplicação seja carregada de ambiguidades e contradições.[1]

O termo "vulnerabilidade psicológica" já vem sendo estudado há anos, particularmente na Psicologia da Saúde. Seu conceito tem sido difundido em paralelo à construção de seu significado cultural, assim como os conceitos de vulnerabilidade física, emocional ou existencial, os quais, às vezes, são pouco claros e carregam alguns preconceitos por serem compreendidos como uma fraqueza que deve ser escondida e evitada, sendo, às vezes, compensados por comportamentos agressivos, reativos e destrutivos.

Filosoficamente, concebe-se que as vulnerabilidades são constitutivas da própria existência, uma vez que em seres finitos e mortais a vulnerabilidade ao trauma é uma característica necessária. No contexto relacional, as inevitáveis vulnerabilidades existenciais podem ser aceitas e compartilhadas, mantidas e integradas.

A "vulnerabilidade psicológica" abarca diversos temas, mas, até o momento, pouco se discute sobre eles. Aspectos como a vulnerabilidade cognitiva, por exemplo, independentemente de fatores como idade, psicoses, sentimento de isolamento social ou de falta de pertencimento, conexão social e estilo de apego, ainda são pouco discutidos.

POR QUE A VULNERABILIDADE É TEMA DE INTERESSE PARA A DOR?

A Associação Internacional para o Estudo da Dor (IASP, do inglês International Association for Study of Pain) reserva anualmente um tema para disseminação de diferentes perspectivas, desenvolvendo uma campanha mundial com a finalidade de sensibilizar diferentes esferas da sociedade, incluindo instituições públicas, privadas, governamentais e

Psicologia, Dor e condições de Vulnerabilidade **165**

até mesmo o público leigo. Para o ano de 2019, foi escolhido o tema "Global Year Against Pain in the Most Vulnerable", que, em tradução livre, seria "Ano Global Contra a Dor nos Mais Vulneráveis".

O termo "vulnerabilidade", em sentido lato, representa a característica dos seres humanos de responder espontaneamente na luta contra obstáculos à sua sobrevivência e ao seu desenvolvimento.[2] Contudo, neste contexto o termo será empregado como os obstáculos enfrentados pelos pacientes com dor aguda ou crônica associada a diferentes etiologias, médicas ou não, como dor neuropática, nociceptiva, nociplástica, psicogênica ou social, de curta ou longa duração, em diferentes contextos, e que dificulta o desenvolvimento de respostas comportamentais, cognitivas e ou psicossociais mais efetivas, seja quanto aos tratamentos, seja quanto à sobrevida, diferindo-se do que preconizam os estudos em saúde coletiva.

Pacientes com dor associada a outras condições, como psicopatologias, idade, condições sociais adversas, sexo, drogadições ou vítimas de violência, são bons exemplos de vulnerabilidade psicológica, uma vez que essa população apresenta alta prevalência e maior susceptibilidade a problemas psicossociais e comportamentais.

EXISTEM ASPECTOS ESPECIAIS SOBRE VULNERABILIDADE PSICOLÓGICA E DOR?

Embora não haja consenso sobre a existência de um padrão de personalidade que determine o surgimento de dor crônica, acredita-se que alguns traços podem influenciar tanto na intensidade da dor quanto na qualidade de vida. Quando se classificam grupos de acordo com dimensões de personalidade, observam-se características que podem ser bons discriminadores, delineando diferenças entre os grupos no que se refere a dor, qualidade de vida e estratégias de enfrentamento.

Neuroticismo, extroversão e, em menor medida, conscientização são as dimensões primárias, em termos de predição, responsáveis pela qualidade de vida dos pacientes com dor crônica. Curiosamente, existem estratégias de enfrentamento que atuam como potenciais moduladores da qualidade de vida juntamente com as dimensões da personalidade.[3]

Estudos atuais não apontam a existência de um perfil de personalidade em pacientes com dor crônica. Contudo, é importante observar que, no enfrentamento e na qualidade de vida algumas dimensões da personalidade podem ser úteis. Por isso, na avalição de saúde, é necessário considerar a personalidade dos pacientes com dor crônica, não apenas do ponto de vista psicopatológico, mas também como critério preditivo de enfrentamento e qualidade de vida, que são os principais objetivos das intervenções multidisciplinares.

"O problema não é ter fibromialgia. O problema é ser xingada de fibromiálgica". Com essa frase, uma paciente retrata um problema que os pacientes enfrentam e que pouco se discute entre os profissionais de saúde, os próprios pacientes e em termos legais. O estigma que o paciente com dor crônica enfrenta é tema de vulnerabilidade psicológica e social.[3]

O estigma associado à dor crônica não é bem compreendido, faltando às pesquisas relatos de seus determinantes, como mecanismos subjacentes, detalhes sobre as vulnerabilidades e impacto nas pessoas estigmatizadas. Além disso, ainda são escassas as estratégias de prevenção ou para ensinar os pacientes a lidarem com reações estigmatizantes, bem como programas que visem a minimizar os comportamentos estigmatizantes dos observadores.

Nesse sentido, a Pain Alliance Europe (PAE) desenvolveu uma pesquisa sobre o tema "estigma e dor crônica", por considerar que o estigma é uma das principais lutas dos pacientes. Além dos muitos desafios físicos que a dor crônica os inflige, eles lidam com uma enorme carga psicológica por terem de lidar com ela. Para proporcionar uma melhor compreensão sobre o peso que o estigma tem na vida de um paciente com dor crônica, a PAE direciona suas questões de modo subjetivo para que os indivíduos percebam como são afetados por suas condições.

A noção de estigma relacionado **à** dor merece mais estudos, mas já se sabe que é fonte de vulnerabilidade psicológica e que, portanto, deve ser considerada.

Os resultados da pesquisa da PAE deverão ser publicados ainda em 2019, pois há uma preocupação em fazer com que o paciente com dor se sinta ouvido, acreditado e compreendido.

Temas como depressão, ansiedade, transtornos cognitivos, dor em idosos, delirium, quadros psicóticos, transtorno de estresse aguda e transtornos pós-traumáticos estão bem documentados na literatura, por isso não serão discutidos aqui, porém podem ser encontrados nas sugestões de leitura ao final deste capítulo.

DOR, SUICÍDIO E USO ABUSIVO DE DROGAS SÃO TEMAS RELACIONADOS À VULNERABILIDADE?

Temas como suicídio e drogadição são de extrema relevância quando se fala em vulnerabilidade, uma vez que interferem tanto no contexto geral da dor quanto no processo de adoecimento e tratamento. São questões que determinam a maneira como o paciente se comporta e como se sente em relação aos sintomas e à doença propriamente dita, isto é, se aceita o tratamento ou se deixa de lado (por evitação) as prescrições úteis.

Investigar as estratégias de enfrentamento do paciente é de grande valia, pois aponta quais recursos devem ser trabalhados posteriormente em um eventual processo psicoterapêutico, além de revelar, em análise mais aprofundada, comportamentos que podem influenciar suas ações ou servir de reforço positivo.

O risco de suicídio é pouco discutido no que se refere ao paciente com dor, embora seja um aspecto essencial a ser considerado, particularmente quanto a ideação suicida e suas consequências, visto que apresenta maior prevalência quando a dor não está devidamente controlada. Para esses pacientes, os pensamentos relacionados ao suicídio representam uma maneira de acabar com o sofrimento intolerável.

Alguns fatores de risco para suicídio são: comportamento impulsivo, sentimento de falta de pertencimento, perda do medo da morte e dor pouco controlada. Já os fatores protetores são: relações familiares e comunitárias recompensadoras e que proporcionem sentimento de conexão e apoio, cuidados clínicos (disponibilidade e acessibilidade), resiliência, habilidades de enfrentamento, capacidade de tolerância à frustração, regulação emocional, crenças culturais e religiosas e espiritualidade.[4,5]

Alguns acontecimentos que podem desencadear fatores precipitantes de ato suicida são imprevisíveis, provocando sentimentos de humilhação, vergonha ou desespero, como términos de relacionamentos, dificuldades financeiras e ou de saúde, problemas psicossociais e dificuldades de acesso ao sistema de saúde.

Deve-se ter em mente, porém, que embora em alguns casos o suicídio esteja relacionado a quadros psicopatológicos, como transtornos afetivos, estes não são determinantes para que alguém venha a se suicidar. Assim, nem todo suicídio se justifica como decorrente de uma doença mental.

O suicídio é expressão de um sofrimento individual insuportável que culmina na violência contra si mesmo com o objetivo de aliviar uma dor insuportável, um terrível mal-estar. Atualmente, é caracterizado como um problema de saúde pública mundial, definido pela Organização Mundial de Saúde (OMS) como "ato de violência autodirigida".

Alguns casos de tentativa de suicídio não estão considerados nas estatísticas da OMS por estarem mascarados pelas condições em que ocorreram; contudo, casos de comportamento de risco em que o desfecho é a morte acidental podem ser entendidos como suicídio.

O que se observa nos estudos é que não há uma progressão entre "ideação suicida", "tentativas de suicídio" e ou "consumação do suicídio". A prevalência mundial de atitude passiva de suicídio (sem planejamento) é de 9,2%, enquanto a de atitude ativa (com planejamento) é de 3,1% para tentativas de suicídio e de 2,7% para consumação do ato suicida. Em muitos casos, há uma progressão de pensamentos passivos e ideias suicidas para pensamentos mais ativos, que podem ser seguidos do planejamento e, em alguns casos, culminar na consumação do ato e na morte.

Todavia, é importante ressaltar que a ideação suicida não induz necessariamente ao ato suicida. Em muitas situações, ela apenas revela um sofrimento insuportável que o paciente acredita acabar apenas com a morte. Deve-se ter em mente que existem nuances entre a ideia de morte e o ato suicida, as quais geralmente são pouco compreendidas tanto pelo indivíduo que tem estes pensamentos quanto pelas pessoas que estão ao seu redor, inclusive os profissionais de saúde mental.

Algumas circunstâncias da vida levam a crises emocionais e é comum que essas situações tenham diferentes desfechos, dependendo de como cada indivíduo consegue enfrentá-las. Assim, a condição de crise emocional não se define pelo conteúdo objetivo da ocorrência, mas pela maneira como cada indivíduo poderá dispor de seu arsenal psíquico, afetivo, motivacional e cognitivo para manejar seu enfrentamento. Para algumas pessoas, uma situação de crise pode significar a oportunidade de realizar mudanças internas que as levarão a melhorar seu enfrentamento; para outras, porém, representa uma violência à integridade física, psíquica ou mesmo ambas, atingindo seu equilíbrio de tal maneira que se torna uma experiência extremamente traumática, insuportável, levando-as a agir de forma impulsiva, culminando no ato de consumação suicida.

A palavra "crise" vem do grego krisis (decisão), derivada do verbo krino, que significa "eu decido, separo, julgo". Crise é um estado de desequilíbrio emocional que faz com que uma pessoa que se veja incapaz de agir com os recursos de enfrentamento que habitualmente utiliza em situações que a afetam.

A relação entre dor crônica e suicídio é influenciada pela conexão social e pelo impacto desta na vida do indivíduo. Assim, pode provocar comportamentos suicidas quando afetada por sentimentos de desespero, baixa tolerância à frustração, falta de conectividade social, entre outros aspectos já mencionados e que estão associados à presença de transtornos psiquiátricos, como uso de substâncias, transtornos de personalidade, privação do sono e transtorno de estresse pós-traumático, que elevam bastante suas taxas.

A dor crônica, portanto, é um fator de risco para o desfecho de suicídio, porque, assim como os processos psicológicos, é influenciada por uma série de fatores que podem afetar sua percepção. Além disso, o suicídio pode representar uma maneira de o indivíduo ter algum controle sobre a dor, podendo torná-la menos intensa, devastadora e desesperadora.

Estudos têm apontado que pessoas que moram sozinhas, em especial aquelas com relato de perda do cônjuge e sentimentos de solidão, discórdia interpessoal e baixo apoio social, são as que merecem maior atenção do sistema de saúde.

Mulheres casadas mostram menor probabilidade de tentativa de suicídio, e esse número diminui ainda mais quanto maior for o número de filhos.

Assim, observa-se o forte impacto da conexão social na relação entre dor crônica e suicídio, pois o sentimento de utilidade em relação ao outro é fator protetivo contra esse risco. Então, incentivar a participação em atividades sociais tem valor especial nessas situações.

A catastrofização relacionada à dor pode ser considerada um risco adicional tanto para o suicídio quanto para o uso abusivo de substâncias em pacientes com dor crônica, pois está relacionada a reações negativas, como dor mais intensa, maior comprometimento físico, incapacidade e mais sofrimento psicológico, incluindo depressão e desamparo, podendo desencadear ou manter a dor, reforçando o ciclo vicioso.

A catastrofização da dor é definida como o extremo foco negativo nela, o que desencadeia sensações de maior intensidade, olhares pessimistas e pensamentos excessivos sobre a dor[6], as quais podem ser confirmadas quando se avalia a percepção do paciente.

Catastrofização é a junção de diversos elementos, entre eles o ajuizamento dos próprios recursos de enfrentamento como ineficazes e a atenção prolongada na doença ou dor. Essas características estão associadas ao aumento dos níveis de cortisol, o que aumenta ainda mais a sensibilidade, além de implicar piores resultados e maior incapacidade.

Psicologia, Dor e condições de Vulnerabilidade

Comportamentos associados também ser mantidos por reforçamento negativo; por exemplo, quando o paciente relata dor na tentativa de evitar algo desagradável para ele, como ir trabalhar ou fazer uma tarefa doméstica.

QUE TIPOS DE COMPORTAMENTOS PODEM ESTAR ASSOCIADOS AO USO ABUSIVO DE FÁRMACOS OPIOIDES?

- Pedidos insistentes de aumento da medicação;
- Pedidos de opioides específicos por nome (p. ex., apenas determinada marca);
- Não aderência a outras terapias recomendadas (medicamentosas e/ou outras);
- Aumento de dose sem orientação médica;
- Resistência à troca de terapia de mudança, apesar de excesso de sedação;
- Deterioração das funções no trabalho, em ambiente doméstico ou nas relações interpessoais;
- Não aderência à monitorização (p. ex., contagens de comprimidos, uso de diários etc.)
- Relatos de prescrições de opioides "perdidas" ou "extraviadas"
- Prática de atividades ilegais (falsificar receitas, vender prescrições etc.).

Certamente, essas situações são apenas exemplos, mas merecem atenção. Para o manejo clínico, o profissional deve ser capaz de observar os diferentes tipos de comportamentos dos pacientes, avaliando seus relatos em diferente consultas. Pacientes que relatam, repetidas vezes, perda ou roubo de seus medicamentos geralmente apresentam comportamentos problemáticos reais e uso abusivo do fármaco, o que deve chamar a atenção para a possibilidade de drogadição.

Por outro lado, o fato de algumas pessoas solicitarem aumento de doses, em especial de opioides, não indica necessariamente que elas têm um vício. Nesses casos, deve-se considerar a possibilidade de o tratamento estar inadequado por diversas razões. É importante lembrar que todos os indivíduos têm composições genéticas diferentes, o que torna uns mais propensos que outros a responder a determinados tipos tratamento.

Estudos têm salientado que cerca de 3 a 19% da população de pacientes com dor crônica apresenta o uso abusivo ou vício em opiodes. Em países desenvolvidos, trata-se de uma quase epidemia; já em países nos quais a população apresenta menor poder aquisitivo, os opioides não são suficientemente adotados mesmo pelos pacientes que realmente necessitam. Para auxiliar a melhor análise de profissionais de saúde, alertando-os para um possível problema, serão descritos a seguir alguns tópicos úteis na prática clínica cotidiana.

Sabe-se que em pacientes com cefaleia crônica diária, por exemplo, o uso abusivo de medicação analgésica é bastante prevalente. Outros quadros de dor crônica, porém, também provocam uso excessivo de medicamentos, mas que talvez ainda não estejam tão bem estudados.

É importante salientar, então, que não há um teste ou questionário que possa confirmar a prescrição e/ou o transtorno do uso do opioide e, até o momento, também não existem critérios relacionados a biomarcadores preditivos de uso abusivo. Assim, a avaliação geral do não especialista deve:

- Fornecer a base para se determinar a relação de risco/benefício;
- Ter foco não apenas no comportamento do paciente, mas também em sua dor e nos cuidados a ela relacionados;
- Considerar o encaminhamento para o diagnóstico de um especialista.

O diagnóstico deve ser feito com base em critérios de padrão reconhecido, sendo o DSM-V e a CID-10 são os mais utilizados.

A AVALIAÇÃO PSICOLÓGICA DE PACIENTES EM CONDIÇÕES DE VULNERABILIDADE PODE SER ÚTIL?

O intuito deste capítulo não é descrever condutas especializadas, mas auxiliar tanto o psicólogo quanto outros especialistas a observar aspectos clínicos que podem ser úteis em tomadas de decisão sobre medidas terapêuticas ou encaminhamento clínico.

A avaliação psicológica em condições específicas é um desafio em quadros de dor aguda ou pós-operatória, uso abusivo de fármacos e em casos de déficits particulares, como os cognitivos, e quadros psicopatológicos (p. ex., transtornos factícios ou simulatórios). Apesar de haver considerável literatura sobre o tema, ainda são necessários mais estudos para embasar as condutas tanto da equipe de profissionais que atende o paciente quanto dos psicólogos.

Há evidências na literatura de que o encaminhamento para avaliação psicológica pode prevenir o agravo de determinadas condições, especialmente quando os pacientes apresentam problemas de saúde mental relacionados ao uso inadequado de substâncias atuais ou anteriores, lícitas ou ilícitas, incluindo álcool e benzodiazepínicos. Também é útil para assegurar, antes da prescrição de determinados fármacos, que o paciente não é usuário de drogas, particularmente das potenciais desencadeadoras de adicção, mas também de medicações analgésicas gerais.

A avaliação psicológica nessas condições contribui para que os casos sejam mais bem manejados, servindo de guia aos profissionais não psicólogos para orientação de tratamento farmacológico ou não.

Os instrumentos apresentados a seguir não são de uso exclusivo do psicólogo, podendo ser de utilidade geral quando integrados à prática do clínico.

O diagnóstico da dependência e/ou de uso abusivo de substâncias psicoativas é feito por profissional especialista, o psiquiatra. De maneira geral, porém, segundo o DSM IV-TR (2000), suspeita-se do uso abusivo de opioides quando três ou mais dos critérios a seguir estiveram presentes nos últimos 12 meses:

- Tolerância (sim);
- Dependência física (sim);

Psicologia, Dor e condições de Vulnerabilidade

- Uso em grandes quantidades ou por longo período (talvez);
- Esforços malsucedidos para reduzir ou controlar (talvez);
- Grande quantidade de tempo gasto para obter a substância (talvez);
- Atividades importantes abandonadas ou reduzidas (talvez);
- Uso continuado apesar do dano (talvez);
- História de depressão, ansiedade grave ou outro transtorno psicopatológico (talvez).

Webster *et al.*[7] afirmam que comportamentos exagerados e atípicos podem levar à suspeita de uso abusivo de drogas, sendo preditivos no contexto clínico da dor. Os mais importantes são:

- Relatos frequentes de perda ou roubo dos exames médicos;
- Compromissos frequentemente cancelados ou perdidos;
- Uso abusivo de álcool, benzodiazepínicos e outras substâncias;
- Busca constante por medicamentos em diversos serviços;
- Uso frequente do sistema de saúde para alívio de ansiedade, estados de euforia e depressão;
- Falsificação de exames médicos;
- Venda ou compartilhamento de drogas lícitas ou ilícitas;
- Aumento não autorizado e repetido da dosagem dos fármacos;
- Overdose anterior;
- Atitudes agressivas, agitadas e queixosas para aumentar a dose de fármacos;
- Alteração da via de administração dos medicamentos prescritos;
- Roubo ou empréstimo da medicação de outra pessoa;
- Detenção por dirigir embriagado ou por executar outras atividades sob efeito de drogas;
- Interação com cultura de droga em seu meio social.

Já entre os fatores de menor poder preditivo, os autores destacam:

- Acúmulo drogas durante períodos em que a intensidade de dor está diminuída;
- Solicitações de recarga antecipada;
- Pequenos acidentes (automobilísticos, quedas etc.);
- Relacionamentos abusivos;
- Superdimensionamento dos sintomas ou intoxicação;
- Solicitação de medicação específica;
- Autocuidado prejudicado e aparência desleixada;
- Obtenção de medicamentos por outras fontes que não as médicas;
- Desistência de outra prática devido à não conformidade em obter medicação;
- Chamadas anônimas de "amigos interessados" em relação a alegados comportamentos aberrantes;
- Comportamento exageradamente dramático.

Fatores sociais e ou familiares também devem ser considerados e devidamente observados. Os itens a seguir, também propostos pelos autores citados, podem auxiliar na investigação:

- Os membros da família estão preocupados que o paciente seja viciado?
- O uso de analgésicos sustenta o funcionamento ou a dinâmica familiar negativa ou positivamente?
- O uso de analgésico permite o cumprimento da função familiar ou social ou protege o paciente de ter de cumprir os seus papéis?
- Há envolvimento da família na obtenção e/ou no fornecimento de medicação?
- Amigos ou membros da família já providenciaram medicação?
- Há história familiar de uso abusivo de substâncias?

O Consensus Document: The American Academy of Pain Medicine, The American Pain Society, elaborado pela American Society of Addiction Medicine em 2001[8], preconiza que a drogadição em pacientes com dor crônica é um transtorno neurobiológico crônico que tem dimensões genéticas, psicossociais e ambientais, caracterizado por um dos seguintes tópicos:

- O uso contínuo de uma substância, apesar de seus efeitos adversos (comportamento compulsivo).
- Preocupação em obter a droga mesmo quando utilizada para fins não terapêuticos, independentemente de ser classificada como psicoativa.

De acordo com o consenso mencionado, alguns comportamentos fornecem fortes indícios para o encaminhamento a um serviço especializado, a saber:

- Múltiplos comportamentos anormais
- Um ou mais comportamentos exagerados;
- Desafiar com esforço para exceder os limites do comportamento aberrante;
- Atitude não cooperativa quanto a técnicas que visem a melhorar o controle da dor;
- Perda de qualidade de vida e função;
- Ansiedade persistente para obter opioides que proporcionam efeitos psicogênicos;
- Dosificação escalonada de substâncias por períodos prolongados sem autorização médica;
- Foco extremo em medicamentos como opioides, sedativos etc.;
- Busca compulsiva por opioides, entre outros comportamentos imperativos e sem controle;
- Redução da interação social e do esforço de trabalho;
- Uso continuado de substâncias apesar dos danos à saúde, à família, às finanças, entre outros;
- Retorno ao uso abusivo de substâncias após a retirada bem-sucedida.

Estudiosos propõem uma lista de ferramentas de triagem para risco de uso abusivo de opiáceos, incluindo:[9]

Psicologia, Dor e condições de Vulnerabilidade **173**

- Screener and Opioid Assessment for Patients in Pain-Revised (SOAPP-R);
- Current Opioid Misuse Measure (COMM);
- Opioid Risk Tool (ORT);
- Diagnosis, Intractability, Risk, and Efficacy (DIRE);
- Screening Instrument for Substance Abuse Potential (SISAP);
- The Pain Assessment and Documentation Tool (PADT).

Até o momento, essas ferramentas não estão traduzidas nem validadas para o português brasileiro.

Alguns autores também sugerem também um check list, apresentado no Quadro 9.1, que, embora ainda não esteja validado para uso no Brasil, pode ser útil aos profissionais interessados.

Quadro 9.1 Lista de verificação de conformidade com opioides.[9]		
Por favor, responda as perguntas a seguir da maneira mais honesta possível. No último mês, você:		
Respostas	**Sim**	**Não**
1. Você tomou seu medicamento opioide de maneira diferente da prescrição?		
2. Foi a mais de uma farmácia para conseguir seu medicamento?		
3. Obteve receitas de opioides de mais de um fornecedor?		
4. Teve sua medicação opioide perdida ou extraviada?		
5. Ficou sem medicação para a dor antes do tempo?		
6. Faltou a alguma consulta médica agendada?		
7. Pegou medicamentos opioides emprestados de outras pessoas?		
8. Usou alguma substância ilegal ou não autorizada?		
9. Teve o maior grau possível de cuidado com a sua medicação prescrita?		
10. Usou alguma substância não autorizada que possa ser detectada em sua urina?		
11. Esteve envolvido em alguma atividade que possa ser perigosa para você ou para outra pessoa e se sentiu sonolento ou não estava pensando claramente?		
12. Foi completamente honesto sobre o seu uso pessoal de drogas?		

O DSM-V[10] preconiza os seguintes critérios de uso abusivo de opioides e outras drogas:

- Incapacidade de cumprir obrigações importantes;
- Problemas sociais ou interpessoais relacionados ao uso;
- Uso em situações perigosas;
- Tolerância;*
- Retirada/dependência física;
- Abstinências em grandes quantidades ou por um período mais longo do que o desejado;
- Esforços malsucedidos para reduzir ou controlar o uso;
- Grande parte do tempo gasto para obter a substância;
- Atividades importantes abandonadas ou reduzidas;
- Uso continuado apesar do dano (físico e psicológico);
- Fissura (craving).

Knisely *et al.*[11] desenvolveram em 2008 um instrumento em forma de questionário, o Prescription Opioid Misuse Index (POMI, Índice de Abuso de Opioides Prescritos), que tem sido utilizado clinicamente e em pesquisas, mostrando eficácia por ser breve e seguro. Pode ser aplicado independentemente ou como parte da entrevista clínica e serve também para rastreio de prescrição de opioides nos casos em que se suspeita de uso abusivo. Não deve ser considerado com um protocolo, porém é interessante para auxiliar os clínicos na execução de prescrições mais adequadas.

Um estudo mais recente[12] utilizando esse instrumento afirma haver correlações entre as perguntas do POMI e a prescrição de dois fármacos opioides (hidrocodona e oxicodona), conforme apresentado Quadro 9.2.

EXISTEM FATORES DE RESILIÊNCIA RELACIONADOS À VULNERABILIDADE?

Por resiliência entende-se a capacidade de adaptação bem-sucedida a fatores estressantes e a capacidade de manutenção do bem-estar mental mesmo em casos de desastres ou condições adversas. Isso significa que a resiliência é o resultado da capacidade que o ser humano tem de interagir com o meio ambiente e os processos, o que aumenta seu bem-estar e o protege de fatores de risco.

A resiliência psicológica tem sido considerada como fonte permanente de disposição comportamental e uma característica de personalidade observada nos indivíduos quando expostos a experiências negativas e ou a grandes tragédias. Não é uma habilidade rara, podendo ser desenvolvida por qualquer pessoa, e deve ser considerada como processo, e não um caráter fixo da personalidade.

Resultados de estudos indicam que indivíduos com dor crônica que apresentam alta resiliência relacionada aos aspectos cognitivos e comportamentais da dor, como estilos de enfrentamento, atitudes, tendência à catastrofização e quando ocorrer ouso exagerado de serviços de saúde e assistência médica, relacionam-se negativamente à capacidade resiliente.

---

* Se os opioides forem tomados conforme a prescrição, esses critérios não se aplicam.

Quadro 9.2 Índice de abuso de opioides prescritos (POMI).

Questões do POMI e previsão de uso abusivo na prescrição de dois fármacos	Sim	Não	Hidrocodona (%)	Oxicodona (%)
1. Você já usou mais medicação do que foi prescrito, isto é, tomou uma dose maior do que a recomendada?			72	72,2
2. Você usa a sua medicação com mais frequência do que o prescrito, isto é, encurta o tempo entre as tomadas?			80,1	94,4
3. Você precisa de receitas antes do tempo para a sua medicação para dor?			65,4	50
4. Você se sentiu alterado ou agitado depois de usar sua medicação para dor?			19,2	33,3
5. Você tomou a sua medicação para a dor porque está chateado, isto é, usou a medicação para aliviar ou lidar com outros problemas além da dor?			23,1	5,6
6. Você foi a vários médicos, incluindo pronto-socorro ou pronto-atendimento, buscando mais de sua medicação para a dor?			11,5	11,1

Adaptado de Knisely et al., 2008[11]; Cochran et al., 2016.[12]

Resiliência positiva e seus mecanismos podem modificar a relação entre a dor e os resultados dos tratamentos em virtude do do fortalecimento das respostas de enfrentamento. Para que a resiliência desempenhe um papel mediador nas relações entre dor e resultados relacionados à saúde e ao bem-estar, diversas medidas são propostas, assim como programas psicoeducativos e psicoterapias grupais ou individuais.

Um estudo[12] feito com 414 pacientes com dor crônica musculoesquelética, recrutados na Clínica de Dor e Cuidados Paliativos do Hospital das Clínicas de Porto Alegre (RS), teve como objetivo a construção de um perfil de resiliência de pacientes com dor crônica em no Brasil. Foi utilizada a análise de classes latentes, sendo identificados três perfis:

- Resiliência primária (presente em 40% da amostra): indivíduos com alta escolaridade, de até 40 anos, que buscam cuidados médicos, não trabalham e não apresentam sintomas de estresse psicológico;
- Resiliência secundária (presente em 30% da amostra): mulheres com baixo nível de escolaridade, mais de 54 anos, que buscam cuidados médicos, não trabalham e apresentam baixa probabilidade de experimentar sintomas de estresse psicológico;
- Resiliência terciária (presente em 29% da amostra): mulheres com médio nível de escolaridade, idade entre 40 e 54 anos, que trabalham, não buscam cuidados médicos e têm alta probabilidade de experimentar sintomas de estresse psicológico.

Os três perfis revelam caminhos distintos de resiliência na dor crônica, todos relevantes para a prática clínica, destacando a atuação multidisciplinar nos cuidados ao paciente. Os autores ressaltam que o comprometimento da saúde mental do indivíduo aumenta quando este passa do nível primário de resiliência para o secundário e, por fim, o terciário. A resiliência é um construto fortemente relacionado à história de vida do indivíduo com dor crônica, o qual, entre outras considerações, requer maior atenção quando se encontra no perfil de resiliência terciária, visto que pode necessitar de intervenção profissional especializada para evitar prejuízo do bem-estar e comprometimento da saúde.

Diversos conceitos de ajustamento pessoal, como otimismo, esperança, qualidade de vida e felicidade, têm sido sugeridos. Além disso, a resiliência psicológica é um conceito-chave nesse campo.

CONSIDERAÇÕES FINAIS

Os fármacos opioides têm sido de grande ajuda no tratamento de diversas condições dolorosas. Por isso, a farmacofobia não é pertinente, uma vez muitos pacientes se beneficiam bastante com esse tratamento.

Em países menos desenvolvidos, como o Brasil, nem sempre os pacientes que necessitam dessa abordagens farmacológicas terão o devido acesso a elas. Por outro lado, países mais desenvolvidos têm enfrentado problemas sérios em decorrência da farmacofilia, particularmente com relação aos opioides, enfrentando verdadeiras epidemias.

A ponderação entre farmacofobia e farmacofilia é o caminho.

REFERÊNCIAS BIBLIOGRÁFICAS

1. Bertolozzi MR, Nichiata LYI, Takahashi RF, Ciosak SI, Hino P, Val LF et al. Os conceitos de vulnerabilidade e adesão na Saúde Coletiva. Rev Esc Enf USP. 2009; 43(spe2): 1326-30.

2. Canguilhem G. Meio e normas do homem no trabalho. Pro-Posições. 2001;12(2-3):35-6.

3. Soriano J, Monsalve V, Gómez-Carretero P, Ibañez E. Vulnerable personality profile in patients with chronic pain: relationship with coping, quality of life and adaptation to disease. Int J Psychol Res. 2012;5(1):42-51.

4. U.S. Public Health Service. National strategy for suicide prevention: goals and objectives for action. Rockville: U.S. Department of Health and Human Services; 2001.

5. Cha C, Nock M. Emotional intelligence is a protective factor for suicidal behavior. J Am Acad Child Adolesc Psychiatry. 2009;48(4):422-30.

6. Chung KF, Tso KC, Yeung WF, Li WH. Quality of life in major depressive disorder: the role of pain and pain catastrophizing cognition. Compr Psychiatry. 2012;53(4):387-95

7. Webster LR, Dove B. Avoiding opioid abuse while managing pain. Minnesota: Sunrise River Press; 2007.

Psicologia, Dor e condições de Vulnerabilidade 177

8. Consensus Document: The American Academy of Pain Medicine, The American Pain Society" elaborado pela The American Society of Addiction Medicine, em 2001.

9. Jamison RN, Serraillier J, Michna E. Assessment and treatment of abuse risk in opioid prescribing for chronic pain. Pain Res Treat. 2011;2011:941808.

10. American Psychiatry Association. Diagnostic and Statistical Manual of Mental Disorders – DSM-5. Washington: APA; 2013.

11. Knisely JS, Wunsch MJ, Cropsey KL, Campbell ED. Prescription opioid misuse index: a brief questionnaire to assess misuse. J Sub Abuse Treat. 2008;35(4):380-6.

12. Cochran G, Bacci JL, Ylioja T, Hruschak V, Miller S, Seybert AL, Tarter R. Prescription opioid use: patient characteristics and misuse in community pharmacy. J Am Pharm Assoc (2003). 2016 May-Jun; 56(3): 248–256.e6. doi:10.1016/j.japh.2016.02.012

13. Souza I, Vasconcelos AGG, Caumo W, Baptista AF. Perfil de resiliência em pacientes com dor crônica. Cad Saúde Pública. 2017;33(1):e00146915.

SUGESTÕES DE LEITURA

Dobkin PL, De Civita M, S. Bernatsky, Kang H, Baron M. Does psychological vulnerability determine health-care utilization in fibromyalgia? Rheumatology. 2003;42:1324-31.

Fishbain DA, Lewis JE, Gao J. The pain suicidality association, a narrative review. Pain Med 2014;15:1835-49.

Gudjonsson GH. Psychological vulnerability. The psychology of interrogations and confessions: a handbook. New Jersey: John Wiley & Sons; 2003.

Hemington KS, Cheng JC, Bosma RL, Rogachov A, Kim JA, Davis KD. Beyond negative pain-related psychological factors: Resilience is related to lower pain affect in healthy adults. J Pain. 2017;18(9):1117-28.

Satici SA. Psychological vulnerability, resilience, and subjective well-being: the mediating role of hope. Personality and Individual Differences. 2016;102:68-73.

Trivedi RB, Bosworth HB, Jackson GL. Resilience in chronic illness. In: Resnick B, Gwyther LP, Roberto KA (eds.). Resilience in aging: concepts, research, and outcomes. New York: Springer; 2011.

U.S. Public Health Service. National strategy for suicide prevention: Goals and objectives for action. Rockville: U.S. Department of Health and Human Services; 2001.

capítulo 10

Dirce Maria Navas Perissinotti

Desfecho

Nomeamos atipicamente este capítulo como Desfecho, e não como usualmente se encontra como Considerações Finais ou Conclusões, porque a palavra desfecho, embora signifique solução ou conclusão de um problema, um desenlace, uma finalização, também significa disparo ou arremesso de algo a um alvo. Pretende-se que além do sentido de epílogo, o leitor venha a ser incentivado a que o tema seja mais bem discutido, organizado e efetivado em termos científicos e clínicos em nosso meio. O termo desfecho exige complemento em termos gramaticais, contudo, o complemento é que ações mais diligentes acerca da vida mental, emocional, psicológica enfim, venham a ser consumadas e, portanto, instigue os envolvidos a produzir seus "complementos" em seu cotidiano para aqueles que sofrem com dor.

As considerações finais sobre o tema do livro são amplas, conforme seguem:

- É um universo de conhecimento.
- É um universo de atividade clínica.
- É um universo de pesquisa.
- É um universo multidimensional.
- É um universo objetivo.

- É um universo subjetivo.
- É um universo o que alguém diz que sente.
- E um universo passível de alívio. Fundamentalmente!

Dada à importância do assunto, acredita-se ser necessário formas de agilizar a divulgação ampla sobre o tema Psicologia e Dor de maneira mais acessível ao público não habituado com o assunto visando que a dor venha a ser aliviada no contexto multidimensional.

Muito ainda pode ser abordado sobre o tema "Psicologia e Dor: o que se deve saber", um universo de conhecimento, de atividade clínica e de pesquisa. A publicação desta obra não esgota o enorme campo de estudos; pelo contrário, abre caminhos para que profissionais da psicologia e também de outras áreas possam se interessar e avançar.

Avançar, caminhar, tornar melhor, progredir, investir, ultrapassar limites e fronteiras, expor palavras, comportamentos e ideias, elevar um discurso e tirá-lo do alinhamento presente, promovendo ciência para oportunizar alívio ao sofredor, àquele que sofre de dor.

Jacques Lacan postulava que o funcionamento do ser humano não se resumia ao tempo cronológico, mas também ao que chamou de "tempo lógico' que é regido por eventos que se encadeiam de maneira simbólica e, por isso, assumem, diferentemente do ocorrido factual, significações individuais e peculiares. Segundo o autor, há nessa configuração três tempos de elaboração psíquica: o instante de ver, o tempo de compreender e o momento de concluir. E, é chegada a hora do desfecho neste momento de concluir.

No instante de ver, uma particularidade chama atenção para uma temática vivencial ou experiência vivida. No tempo seguinte, o de compreender, investe-se na tentativa de buscar sentido, seja pela compreensão, seja encontrando elementos ao próprio redor, na ciência, no desenvolvimento de crenças pessoais ou sociais ou em outros meios, para que a maneira de ver o mundo se harmonize (internamente) com o fato ocorrido. E o terceiro, o momento de concluir, é aquele em que após tentar compreender o ocorrido, chega a hora de dar um basta, de dar-se por satisfeito com o que foi encontrado e seguir adiante, mesmo que ainda exista muito a se conquistar.

O universo da psicologia e da dor é imenso. Inúmeras questões permanecem sem resposta e outras tantas ainda precisam ser mais bem estabelecidas. Lembrando o que Freud disse a respeito da frase da esfinge no mito de Édipo – "decifra-me ou te devoro" –, é como se a dor fosse essa esfinge desafiando o sofredor e também os profissionais que com ela trabalham, a decifrá-la; caso contrário, serão "devorados".

O dever dos profissionais que trabalham com dor é reduzir o subtratamento ou tratamento inadequado e proporcionar alívio aos pacientes. Aos envolvidos no cenário da dor, é como uma missão que se apoia em conceitos da psicologia, representando um desafio a ser superado.

Como proposta para o presente "Desfecho" e a fim de colaborar para a melhor operacionalização da prática clínica psicológica, segue um esboço de protocolo clínico psicológico elaborado por Dirce Maria Navas Perissinotti.

Desfecho 181

CAPÍTULO 10

Proposta de protocolo de avaliação e intervenção psicológica em dor

O material apresentado a seguir foi idealizado para atender às necessidades clínicas em serviços de atenção secundária e terciária de cuidados ao paciente com dor aguda, pós-operatória e crônica de diferentes etiologias.

O material foi construído a partir da pratica clínica, pesquisa e de supervisão na area da psicologia. Não deve ser considerado material acabado, mas como um norteador clínico a ser difundido para ser mais bem lapidado.

Com base no conhecimento que você, psicólogo, obteve por meios exclusivos ou de uso geral, como instrumentos, entrevista ou outros, a respeito deste paciente, considera que ele:

1. (   ) Apresenta boa adaptação à situação atual, está ativo, otimista, realista e com respostas adequadas e voltadas para a resolução efetiva de seus problemas.

2. (   ) Apresenta algum tipo de transtorno mental ou psicológico
   (   ) Subclínico   (   ) Leve   (   ) Moderado   (   ) Grave   (   ) Incapacitante
   2.1. Com duração   (   ) Breve   (   ) Media   (   ) Longa

3. Este transtorno contribui(u) ou interfere(iu):
   (   ) Na gênese da dor   (   ) Na manutenção da dor
   (   ) Nos procedimentos diagnósticos   (   ) Nos resultados terapêuticos
   (   ) No relacionamento com a equipe de saúde

4. As queixas psíquicas são:
   (   ) Específicas   (   ) Difusas   (   ) Recentes
   (   ) Endógenas   (   ) Reativas   (   ) Antigas
   (   ) Há urgência   (   ) Não há urgência
   (   ) Início pré-algia   (   ) Pós-algia
   (   ) Estão vinculadas a problemas no desenvolvimento da personalidade do paciente
   (   ) Não estão vinculadas a problemas no desenvolvimento da personalidade do paciente

5. Encaminhamento do caso pós-avaliação psicológica
   (   ) Necessita de ou (   ) Não necessita de:
   (   ) Internação psiquiátrica   (   ) Psicofármacos
   (   ) Acompanhamento psicológico   (   ) Psicoterapia
   (   ) Avaliação de profissionais de saúde mental   (   ) Outra conduta
Especificar:_____

6. Diagnósticos: (utilizar o rol de diagnósticos psicológicos abaixo)
   1.   Condições pré-mórbidas
        1.1 Estruturais relacionadas às funções/aos processos mentais:
             1.1.1 Consciência
             1.1.2 Atenção
             1.1.3 Orientação auto/alopsíquica
             1.1.4 Memória

1.1.5 Afetividade (humor)
1.1.6 Inteligência
1.1.7 Percepção
1.1.8 Pensamento
1.1.9 Vontade
1.2 Estruturais relacionadas à formação e à dinâmica de personalidade:
  1.2.1 Transtorno mental orgânico (demências)
  1.2.2 Neuroses
  1.2.3 Psicose
  1.2.4 Transtorno de personalidade e do comportamento (perversão)
  1.2.5 Deficiência mental
  1.2.6 Transtornos mentais e comportamentais das adições químicas psicoativas
1.3 Estruturais relacionadas à dinâmica familiar
  1.3.1 Vínculo afetivo-relacional (apego)
  1.3.2 Relacionamento psicossocial
1.4 Estruturais motoras e sensitivas
2. Condições comórbidas
2.1 Estados reativos de:
  2.1.1 Angústia
  2.1.2 Ansiedade
  2.1.3 Estresse
  2.1.4 Depressão
  2.1.5 Repercussão nas funções/processos mentais
2.2 Fragilidade egoica/Integração do Eu
  2.2.1 Ineficácia dos mecanismos de defesa do ego
  2.2.2 Conteúdos da fantasia sobrepondo-se aos do princípios de realidade
  2.2.3 Desrealização/despersonalização
  2.2.4 Problemas relativos à autoestima
  2.2.5 Ineficácia no manejo dos excessos de inputs de estímulos e dificuldade para conciliar as incongruências
2.3 Problemas relativos à adesão aos tratamentos (atuais e anteriores):
  2.3.1 Abuso ou evitamento da medicação e/ou substâncias psicoativas utilizadas no tratamento padrão
  2.3.2 Evitamento das responsabilidades em casa, no trabalho e/ou quanto ao tratamento
  2.3.3 Excessiva preocupação com sintomas somáticos
  2.3.4 Problemas na dinâmica familiar decorrentes do estado de doença.
  2.3.5 Benefícios primários e secundários ligados ao processo de adoecer.
  2.3.6 Estrutura de raciocínio decorrente de restrição intelectiva favorecendo o rebaixamento do juízo crítico, além dos emocionais e afetivos.
  2.3.7 Comportamentos exacerbados/doentios desencadeados pelo estresse da situação de doença e/ou tratamento com:
    2.3.7.1 Atitudes hipocondríacas/busca insistente de recursos e serviços de saúde, assistência social ou comunidade
    2.3.7.2 Obsessivas
    2.3.7.3 Fóbicas
    2.3.7.4 Histriônicas
    2.3.7.5 Depressivas secundárias
    2.3.7.6 Outras. Especificar:_____

3. Condições concorrentes
   3.1 Aspectos sociais, familiares e psicossociais, incluindo os profissionais e legais
   3.2 Quadros psicopatológicos
   3.3 Outros. Especificar de acordo com o PRIME-MD, ou outra classificação oficial, como DSM, SCID, CID, ou ICI, constando os códigos relativos a cada um desses métodos. Especificar:_____
      Descrever a dinâmica psíquica: _____
      (   ) O paciente apresenta outros quadros psicológicos, psicossociais ou psicopatológicos não descritos acima. Especificar: _____

Questões que podem ser incluídas na entrevista inicial ou observadas nos pacientes que durante atendimentos psicológicos ou avaliação psicológica:

- O que você acredita que está causando sua dor?
- O que te ajudou no passado?
- O que não te ajudou no passado?
- Há alguma coisa ou algo que você faz e que ajuda a modificar a dor?
- O que você pensa que pode ser feito para aliviar sua dor?
- O que você espera que seja feito por você aqui?
- O que poderia impedir alguém de te ajudar?
- O que poderia ser feito de outra maneira para melhorar sua dor?
- O que os médicos deveriam sugerir para que você melhorasse?
- Você acredita que tem alguma responsabilidade em relação à sua dor e ao seu sofrimento?
- Como você imagina que seu problema poderia ser resolvido?

Proposta de modelo psicoterapêutico para paciente com dor

O protocolo apresentado a seguir é aplicável a qualquer modelo teórico de psicoterapia. Independentemente de sua linha teórica, deve obedecer critérios relativos ao funcionamento mental do paciente e à sua integração com capacidade e vulnerabilidade no que tange a, pelo menos, os tópicos a seguir:

- Autopercepção: capacidade de autorreflexão, autoimagem, identidade e diferenciação dos afetos;
- Autorregulação: capacidade de tolerância de afetos, autoestima, regulação de expressão dos instintos e antecipação de consequências;
- Autoproteção ou defesas: resultados obtidos por meio de estabilidade, flexibilidade e mecanismos reativos adotados diante de situações-problema;
- Percepção objetiva: capacidade de diferenciar conteúdo subjetivo-objetivo, empatia, como o objeto da percepção afeta a percepção dos objetos afetivamente;
- Comunicação: contato, a compreensão dos outros afetando a comunicação e a sua própria, reciprocidade;
- Vínculo (*attatchment*): internalização, desapego, variabilidade de apego.

Fases do tratamento psicológico

1ª fase | Identificação de aspectos a serem trabalhados

1. O que contribui para que o paciente sofra com sua dor?
2. Quais são as características pré-mórbidas, afetivas, relacionais, produtivas ou orgânicas relacionadas ao estado de dor?
3. Há pessoas ou relacionamentos afetivos envolvidos nos determinantes pré-mórbidos do estado de sofrimento e dor?
4. Quais os principais conflitos relacionais e desapontamentos no relacionamento com o sofrimento e com os relacionamentos afetivos e de trabalho, nas atividades socioculturais?
5. Quais meios têm sido utilizados para enfrentar o problema de dor e o sofrimento decorrente? São cognitivos, comportamentais, rituais, todos estes ou nenhum destes?
6. Quais são as emoções que o paciente associa à dor e ao sofrimento?
7. Quais são seus recursos egoicos e suas defesas inconscientes para lidar com a dor e o sofrimento?
8. Como ajudar o paciente a expressar emoções penosas (culpa, vergonha, ressentimento) ou prazerosas e ganhos secundários (barganha, negação) relacionados ao seu sofrimento e à sua dor?
9. Como o paciente reage quando se encontra diante da possibilidade de esquemas consolidados serem alterados?
10. Como o paciente identifica suas frustrações?
11. Como auxiliar o paciente a identificar seus desejos e a desenvolver relações mais satisfatórias consigo, com os outros e com sua doença?
12. Como corrigir as desinformações e sugerir alternativas?

Lidar com a dor

a) Averiguação das atribuições dos eventos históricos e da montagem fantasmática
b) Interpretação das condutas do tratamento geral e dos anteriores
c) Implicação subjetiva neste e em outros eventos traumáticos
d) Avaliação do grau de comprometimento psicopatológico e possibilidade de benefício da medicação psicofarmacoterápica.

Relacionar a dor aos contextos interpessoal, sensitivo, cognitivo e afetivo

- Relacionamentos atuais e passados aos quais se atribuiu relação significativa entre o eliciar da dor;
- Dimensão sensitiva-discriminativa que permite identificar, no tempo e no espaço, o estímulo doloroso;
- Dimensão afetivo-motivacional que associa a dor à uma conotação aversiva desagradável
- Dimensão cognitivo-avaliativa que permite quantificar e atribuir o contexto simbólico individual aos estímulos nociceptivos.

Identificar as áreas problemáticas

- Desempenho em esquemas anteriores de adesão a tratamentos;
- Determinação da área-problema atual relacionada ao sofrimento decorrente da dor e estabelecimento dos objetivos do tratamento;
- Determinação dos fatores relacionais, motivacionais ou cognitivos associados ao sofrimento e à dor e identificação do que poderia ser mudado.

Desfecho **185**

CAPÍTULO 10

2ª fase | Sessões intermediárias

Identificar os principais conflitos psicológicos

Objetivos:

a) Facilitar o processo de adaptação à nova situação de perda de funções e de capacidades;
b) Auxiliar o paciente na identificação dos pontos de fixação decorrentes desses conflitos;
c) Ajudar o paciente a restabelecer interesses substitutivos;
d) Auxiliar o paciente a esquematizar algum plano de ação alternativa que possa ser reconhecido como satisfatório e prazeroso;
e) Evidenciar para que o paciente possa modificar expectativas e fantasias acerca da doença e de sua nova condição de vida

Estratégias:

1. Revisar os sintomas objetivos dissociando-os dos subjetivos.
2. Propor a identificação de variáveis e invariáveis comportamentais que possam intervir na produção, manutenção, facilitação ou no apaziguamento dos sintomas objetivos de dor e sofrimento.
3. Propor que o paciente relacione o surgimento de sintomas dolorosos com conflitos abertos ou encobertos significativos.
4. Determinar o estágio do conflito:
   a) Adequação;
   b) Imobilismo ou impasse;
   c) Dissolução.
5. Identificar o foco das associações
   - Existem correlatos com outros momentos de crise?
   - Quais expectativas e valores estão envolvidos nesses correlatos?
   - Quais são os recursos disponíveis para alcançar as mudanças esperadas pelo paciente?
   - O que o paciente acredita estar ganhando?
   - Quais os pressupostos não assumidos que estão velados no comportamento doloroso do paciente?
   - Como se perpetua?
   - Como poderia "quebrar" o ciclo vicioso (ou não) dos comportamentos dolorosos?
   - Há vantagens ou desvantagens nessa "negociação"?

3ª fase | Encerramento

1. Estabelecer, junto com o paciente, os objetivos a serem alcançados e porquê, e também aqueles que não foram atingidos;
2. Encaminhar o paciente para um processo psicoterápico subsequente, se necessário, ou para outras intervenções possíveis e/ou necessárias;
3. Avaliar possível término do tratamento psicológico (alta).

BIBLIOGRAFIA

Goto F, Perissinotti DMN. Reabilitação psicológica do paciente com dor: neuropsicologia clínica. In: Posso IP, Grossmann E, Fonseca PRB, Perissinotti DMN (eds.). Tratado de dor – Publicação da Sociedade Brasileira para Estudo da Dor. São Paulo: Atheneu; 2017.

Perissinotti DMN, Mattos PF. Terapias comportamentais e psicológicas no controle da dor. In: Posso IP, Grossmann E, Fonseca PRB, Perissinotti DMN (eds.). Tratado de dor – Publicação da Sociedade Brasileira para Estudo da Dor. São Paulo: Atheneu; 2017.

Perissinotti DMN. Procedimentos psicoterápicos para o tratamento da dor. In: Teixeira MJ, Figueiró JAB (eds). Dor: epidemiologia, fisiologia, avaliação, síndromes dolorosas e tratamento. São Paulo: Moreira Jr.; 2001.

Perissinotti DMN. Psicoterapias: indicação, modalidades e tratamento para doentes com dor. In: Figueiró JAB, Angelotti G, Pimenta CAM (org.s). Dor e saúde mental. São Paulo: Atheneu; 2005.

Perissinotti DMN. Reabilitação psicológica do paciente com dor. In: Alves Neto O, Costa CMC, Siqueira JTT, Teixeira MJ (orgs.). Dor: princípios e prática. Porto Alegre: Artes Médicas; 2009.

Turk DC, Kerns RD. Assessment in health psychology: a cognitive-behavioral perspective. In: Karoly J (ed.). Measurement strategies in health psychology. New York: Wiley; 1985.

Turk DC. Assess the person, not just the pain. Pain. 1993;1:91-100.

CONHEÇA OS SELOS EDITORIAIS DA Editora dos Editores

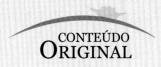

CONTEÚDO ORIGINAL

Seleção de autores e conteúdos nacionais de excelência nas áreas científicas, técnicas e profissionais.

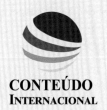

CONTEÚDO INTERNACIONAL

Tradução de livros de editoras estrangeiras renomadas, cujos títulos são indicados pelas princi-pais instituições de ensino do mundo.

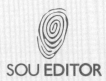

SOU EDITOR

Projetos especiais em que o autor é o investidor de seu projeto editorial. A deÿnição do percen-tual de investimento é deÿnida após a análise dos originais de seus livros, podendo ser parcial ou integral.